Aumento
da Potência do
Toque Quântico

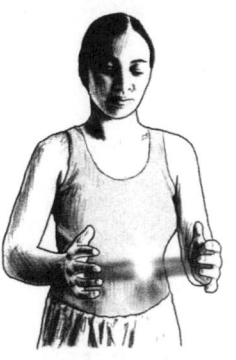

Técnicas Avançadas

Alain Herriott

Aumento
da Potência do

Toque Quântico

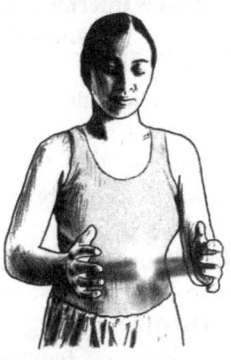

Técnicas Avançadas

Tradução:
Ana Death Duarte

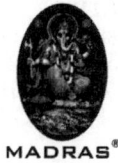

Publicado originalmente em inglês sob o título *Supercharging Quantum Touch – Advanced Techniques* por Tuscaloosa Press, Inc., P.O. Box 512, San Luis Obispo, CA 93406, USA.
© 2007, Alain Herriott
Direitos de edição e tradução para todos os países de língua portuguesa.
Tradução autorizada do inglês.
© 2011, Madras Editora Ltda.

Editor:
Wagner Veneziani Costa

Produção e Capa:
Equipe Técnica Madras

Ilustrações:
Molly Melloan, Genevieve Fewell e Eleanor Barrow

Tradução:
Ana Death Duarte

Revisão:
Denise R. Camargo
Silvia Massimini Felix
Nancy Helena Dias
Maria Cristina Scomparini

Dados Internacionais de Catalogação na Publicação (CIP)
(Câmara Brasileira do Livro, SP, Brasil)

Herriott, Alain, 1950- .
Aumento da Potência do Toque Quântico:
técnicas avançadas / Alain Herriott ; tradução Ana Death Duarte.
São Paulo: Madras, 2011.
Título original: Supercharging quantum-touch: advenced techniques
ISBN 978-85-370-0353-4
1. Medicina alternativa 2. Medicina energética
3. Meditação 4. Toque - Uso terapêutico I. Título.
08-04178 CDD-615.822

Índices para catálogo sistemático:
1. Toque quântico : Poder de cura : Terapêutica
615.822

É proibida a reprodução total ou parcial desta obra, de qualquer forma ou por qualquer meio eletrônico, mecânico, inclusive por meio de processos xerográficos, incluindo ainda o uso da internet, sem a permissão expressa da Madras Editora, na pessoa de seu editor (Lei nº 9.610, de 19.2.98).

Todos os direitos desta edição, em língua portuguesa, reservados pela

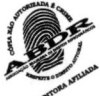

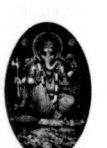

MADRAS EDITORA LTDA.
Rua Paulo Gonçalves, 88 — Santana
CEP: 02403-020 — São Paulo/SP
Caixa Postal: 12183 — CEP: 02013-970 — SP
Tel.: (11) 2281-5555 — Fax: (11) 2959-3090
www.madras.com.br

Elogios a Aumento da Potência do Toque Quântico

"Realmente não consigo acreditar em quão bem venho me sentindo desde que fui ao *workshop* de Alain a respeito do *Aumento da Potência* [do Toque Quântico] e comecei a fazer a Meditação das Cores. Isso fez uma diferença muito forte em minha vida. Estou mais feliz, mais calmo e mais amável, além de mais sereno e mais confiante. Consigo lidar com graça e amor com o que quer que cruze meu caminho. Obrigado a Alain e ao Toque Quântico por melhorarem minha vida em todas as maneiras!"

– *Hether Churchill, N.D.*

"Ainda *estou* vibrando! Alain é... sábio, competente, compassivo e alegre!"

– *Brock Schwartz*

"Claramente apresentado e facilmente entendido. Muito bem pensado por Alain, com incrível intuição, percepção e sensibilidade."

– *Gini Kyle*

"As técnicas ensinadas em *Aumento da Potência* são verdadeiramente transformadoras em todos os níveis do ser. Esta obra eleva as vibrações tanto do curador quanto da pessoa que estiver recebendo a cura a alturas mais criativas que jamais senti com qualquer outra técnica ou modalidade."

– *Carol Landrum*

"Este foi/é o melhor curso de autodesenvolvimento que já fiz nos últimos trinta anos. Pleno de novas ideias, novos métodos, que nunca achei serem possíveis – que surpresa!"

– *Damien LeBeau*

"Nunca me senti tão poderoso, capaz e confiante em minha vida. Meus poderes de cura aumentaram exponencialmente. A Meditação das 12 Cores é impressionante. Alain é um professor compassivo, gentil e protetor."

– Sam Shay

"Que dom maravilhoso!! Este *workshop* definitivamente fez com que eu me abrisse para um nível mais alto de consciência e habilidade, além de me possibilitar o acesso a um novo conjunto de ferramentas a serem utilizadas não somente em meu trabalho de cura, como também em minha vida diária. Verdadeiramente profundo."

– Erich Sommers

"Aprendi ainda mais do que tinha esperanças ou expectativas de aprender. Muito bem apresentado e explicado."

– Jacqueline Carson, N.D.

"Incrível. Alain apresentou o material de uma maneira extremamente divertida e jovial, com o máximo de respeito por todos os participantes. O material foi explicado claramente e com detalhes pertinentes..."

– Rick Korosteshevsky

"A aula foi além dos meus sonhos mais selvagens. Achei que seria mais do mesmo, entretanto, foi uma visão de possibilidades completamente novas."

– Virginia Randall

"Alain é um excelente professor."

– C. Phillip Sutton

"Alain é um professor extraordinário e precioso. Qualquer um que deseje intensificar sua experiência com o Toque Quântico: assista a esta aula! Você ficará deslumbrado e satisfeito."

– Yvonne Donaldson

"Sei que o Toque Quântico será uma voz positiva nestes tempos de mudança. À medida que alcançamos as pessoas na vibração do coração, as coisas mudam, as pessoas são curadas e assim também será curado o planeta. Obrigado a Alain por sua intensa energia e seu encorajamento. Não há limites – uau!"

– Joan Derbyshire

Dedicatória

Meus agradecimentos a Richard, Jody, Mary, Genevieve e Molly, sem os quais este livro não teria sido possível.

– Alain Herriott

Índice

Apresentação de Richard Gordon 17
Prefácio 19
    Minhas experiências com o trabalho de energia 20
Introdução 21

Capítulo 1
Varredura e Respiração: Outro Olhar 25
    Intensificação e consentimento 26
    Varredura e respiração: outro olhar 27
        Pensamentos adicionais sobre carreamento 27
        Utilizando o corpo todo 28
    A energia é adequada? 29
    O que é um padrão bloqueado? 31
        Soluções 31
    O canal central 32
    Intensificação: o processo 33
        Como utilizar a técnica de intensificação durante uma sessão ... 38
        Como fazemos uso da técnica de intensificação? Um guia
passo a passo 40
        Técnica de intensificação: sutilezas 41
    Uso da técnica de intensificação em seu cliente 41
    Consentimento 42
    Outras abordagens em relação ao trabalho com o conceito do
consentimento: falando com o tecido 44
    Para recapitular as etapas de um tratamento até este estágio 46
    Brincar e aprender nos espaços do chacra 46
        Entre nos espaços do chacra 47

Capítulo 2
A Meditação das 12 Cores: Restabelecimento da Vibração da Saúde 51
   Restabelecimento da vibração da saúde 52
   A meditação das 12 cores: o código energético do bem-estar ... 52
   As seis camadas internas: regentes da função
e da manutenção do corpo. 55
      As seis camadas externas: regentes de energização pessoal 56
   A meditação das 12 cores: passo a passo 57
   A meditação das 12 cores: sutilezas e dicas 58
   A meditação das 12 cores: diversão com outros 61
   Pratique a meditação das 12 cores 61
      Deficiências de cores e seus efeitos 62
      Defeitos de nascença 64
   Uso das cores em sua prática de cura 64
   Entenda a cor 65
      Uso das cores: passo a passo 65
      A meditação das 12 cores: benefícios pessoais 69
      Considerações finais sobre o uso das cores 70

Capítulo 3
U-NAN e a Bandagem de Luz Elástica 73
      U-NAN – O padrão celular universal primário 74
      O padrão U-NAN 75
      Como o padrão é formado 76
   A prática: passo a passo 77
      Dicas sobre o uso do padrão U-NAN 78
   Entoação 79
      Escolha dos tons 80
   Faça experimentações com o padrão U-NAN 81
   A bandagem de luz elástica 81
      Como utilizar a bandagem de luz elástica 82
      O procedimento passo a passo 83
   A incorporação do U-NAN e da bandagem em sua sessão de cura ... 84

Capítulo 4
Técnicas com o Uso do Padrão U-NAN 87
   A próxima etapa: técnicas específicas para
problemas específicos 88
      Trabalhando de modo geral: benefícios da prática do
      U-NAN e das técnicas da bandagem de luz elástica 88
   Técnicas adicionais com o uso do padrão U-NAN e a bandagem de
luz elástica 89
      Cura a distância 89
      Perda ou ganho de peso 90

Transformação de feridas emocionais 92
Transformação de feridas emocionais: passo a passo 93
Transformação de feridas emocionais: uma visão rápida 94
Experiências com a utilização desse processo 94
Pratique a consciência emocional do cliente 95
Diferentes maneiras de abordar uma sessão emocional 96
Transformação de feridas emocionais usando diálogo 98

Capítulo 5
E se...? 107

Capítulo 6
U-NAN: Conecte-se com o Conhecimento, a Abundância, o Amor e a Longevidade 113
Criação da realidade 114
Diretrizes gerais 115
Criação da realidade: Estilo 1 (para um indivíduo) 115
Criação da realidade: Estilo 2 116
Encare a resistência e reestruture sua vida 118
Criação da realidade: Estilo 3 (trabalho em grupo) 119
Todo saber 123
Todo saber: passo a passo 123
Abertura para o amor universal 125
Todo amor: passo a passo 125
Envelhecimento revertido, aumento de longevidade 126
Envelhecimento revertido ou a técnica da longevidade: passo a passo 126
Maximização da meditação: diretrizes 129
Benefícios relatados da técnica de envelhecimento revertido .. 129
A técnica da longevidade: mais opções práticas 130

Capítulo 7
Foco Direcionado da Energia 133
Encontro do local certo 134
A síndrome da dor elusiva 134
Obtenha um senso mais profundo de fluxo através de seu corpo 134
O papel do cliente 135
Tensões e possibilidades 135
Outros aspectos a ser considerados 136

Capítulo 8
Ressonância Revisitada 141

Capítulo 9
U-NAN e o Verdadeiro Eu 145
Maneiras de aumentar a eficácia 148
Os princípios básicos do Toque Quântico: o poder de curar 149
Histórias de cura 150

A maravilhosa bandagem de luz elástica 150
A técnica do envelhecimento revertido em funcionamento 150
Desatando a paralisia 151
Maior consentimento facilitado por "agulhas" de acupuntura
no TQ 152
Consentimento – Parte l: Qual é sua especialidade? 152
Consentimento – Parte 2: Como você se relaciona com o
mundo 154

Capítulo 10
Percepção de Energia 157
Como você percebe a energia? 158
Trabalho de forma multidimensional: uma visão geral 159
Trabalho de forma multidimensional: especificidades 160

Capítulo 11
Perguntas Frequentes 165
Quais são as cores que você "vê"? 166
Qual é a sensação dos bloqueios? 166
Minha cabeça fica girando após receber uma sessão. Por que
isso ocorre? 167
Por que nivelamos o occipício? 167
Por que minha energia ou meu corpo se sentiria unificado
com a pessoa com quem estou trabalhando quando eu houver
terminado uma sessão? 167
O que acontece se nenhum tom surgir quando eu desejar fazer a
entoação? 167
Quando a Força vital Branca girar (na técnica da longevidade) e
isso levar você em uma "jornada", se a eclipse branca se expandir em
termos de tamanho, você tem de torná-la pequena novamente? 168
Como você sabe quando uma cura está finalizada? 168
Você faz a varredura a partir dos dedos do pé até em cima? 168
O que você observa? 168
Se eu não "vejo" energia, posso realizar um trabalho
avançado? 169
Quando realizo a varredura e a respiração, por que as
sensações corporais são tão importantes? 169
Depois que crio um turbilhão com os chacras 8-12, preciso
continuamente colocar o foco neles? 169
E se outra cor vier em vez daquela que você estiver
solicitando quando fizer uso de cores em sua sessão? 170
As cores são as mesmas em outros estilos de cura energética?
Por exemplo, verde tem sempre relação com a cura? 170

As cores são consistentes no que elas querem dizer?
Como todos os curadores chegaram a um consenso
em relação às cores? 170
As cores emocionais são diferentes das cores físicas? 171
Como e por que fazemos a "intensificação" (a técnica de
Intensificação) da energia do cliente? 171
Se eu estiver realizando uma técnica específica e isso
parecer difícil, o que devo fazer? 171
Por que temos de pausar ou suspender a respiração
na meditação das 12 cores? 171
A energia negativa diminui a cor? 171
Caso seu cliente tenha questões emocionais antigas, você
tem de liberá-las em primeiro lugar, antes que possam passar
por uma cura? 172
Experiências emocionais dolorosas manifestam-se na forma
de dor física? Pode-se facilitar a cura sem saber qual
experiência criou essa dor? 172
Quando estou meditando, tenho tremores corporais de
energia da Kundalini. A energia da Kundalini é útil nessa técnica
de cura? 172
Por que não consigo me curar tão facilmente quanto o
faço com os outros? 172
Por que expiramos 10% quando estamos realizando
a meditação das cores? 173
Uso minha intuição para decidir até onde mover minhas
mãos? 173
Quando estamos praticando a meditação das 12 cores,
"enchemos" o corpo inteiro com a cor branca logo de uma vez ou
imaginamos o branco emanando a partir do centro do corpo para
preenchê-lo? 173
Quão ciente e cooperativo o cliente precisa estar? (Como
uma criança vendo televisão, por exemplo?) 173
Quando utilizamos o Tripé, onde a energia se encontra? 173
Como saber se alguém está tendo cura permanente? 173
As 12 cores devem ser enviadas/deve-se meditar sobre elas
em ordem (começando com o Branco e terminando com
a Madrepérola)? 174
Ao praticar a técnica de perda/ganho de peso para perda
de peso, você come menos ou processa o alimento de forma
diferente em seu corpo? 174
Para quais problemas ou doenças o Toque Quântico é bom? .. 174
Como se decide que abordagem utilizar? 174
Ao criar a realidade, pode-se colocar um limite de tempo
em sua solicitação? 175

Transferir energia para rios poluídos pode purificá-los? 175
Por que fazemos a varredura através do corpo na
inspiração? 175
Como você interpreta as cores que vê? 175
Como as penas afetam as auras? 175
A meditação das cores muda você? 176
Por que não o Ciano no padrão U-NAN em vez do Azul? 176
Quais são as limitações nesse trabalho de cura? 176
Observo a esfera branca oscilando. Está tudo bem? 176
Parece que estamos enviando Deus a Deus! 176
Há que se ficar focado nas cores e no padrão o tempo
todo? 176
Você deseja ou precisa parar o sentimento de "flutuar"
após ter realizado uma sessão? 176
Quando se está realizando cura a distância, você termina
com o envoltório da bandagem de luz elástica? 177
Quando se está realizando uma cura em grupo, envolve-se
cada indivíduo ou o grupo como um todo? 177
O cliente sente minha energia mais de um lado que do
outro, o que isso significa? 177
A bolha ao redor do padrão U-NAN é transparente? 177
Por que não utilizamos mais das cores emocionais na
bolha nos tipos de cura para perda e ganho de peso? 177
A dor é uma parte normal do processo de cura? 177
Caso as cores na meditação das 12 cores não sejam
exatas, está tudo bem? 178
Se obtenho informações canalizadas, devo
compartilhá-las com o cliente? 178
Por que meu corpo fica tão quente quando estou utilizando o
padrão U-NAN? 178
Por que algumas pessoas querem muita energia de uma
vez, ao passo que outras querem que a energia entre lentamente
de modo a aceitá-la? 178
Por que são formados os bloqueios? 179
Gosto de fazer a varredura no cliente de modo físico
antes de começar. Isso oferece a nós dois um melhor senso de fluxo
antes que eu comece 179
Por que a meditação das cores afeta minha capacidade
de ver/ perceber a cor? 179
De que tamanho é o padrão U-NAN? Ele permanece
consistente? É 2-D, 3-D, 4-D? 179

Capítulo 12
Equilíbrio da Estrutura do Corpo 181
    Nivelando os quadris: passo a passo 182
    Nivelando o occipício: passo a passo 185
    Crie suas próprias técnicas 187
    Técnicas úteis 188
    Ideias para ajudar a livrar-se da fibromialgia e da síndrome da fadiga crônica 190

Glossário 193

Índice Remissivo 197

Apresentação de Richard Gordon

Fundador do Toque Quântico

Cinco anos atrás, achei que iria fazer uma inspeção em uma sala de conferência em Ashland, Oregon, mas logo percebi que Mary Derr, a "gerente do escritório", mudaria minha vida.

O nome completo indiano dela era Mary "White Eagle" Derr, e ela trabalhava no centro Neil Donald Walsch. Após vistoriar a sala de conferência, perguntei a ela se desejava experimentar o Toque Quântico.

Enquanto administrava energia para o joelho dela, Mary começou a me falar com detalhes incríveis sobre a energia, descrevendo o que estava acontecendo no nível subatômico, dentro das células... e muito mais.

A princípio, achei que ela fosse como muitas pessoas que havia encontrado, as quais me contam grandes histórias sobre todas as coisas que viam fisicamente. Com o passar dos anos, eu havia desenvolvido um teste para essas situações. Sem dizer uma palavra ou fazer um gesto que seja, radicalmente altero a energia para ver se o observador nota o que estou fazendo. Até este ponto, somente duas pessoas haviam passado em meu teste: Rosalyn Bruyere e Alain Herriott.

Depois de passar alguns minutos ouvindo um relato consideravelmente detalhado de todas as coisas maravilhosas que estavam acontecendo, em virtude da minha sessão, casualmente comecei a fazer um redemoinho com a energia. Em um segundo, Mary disse sem pensar: "Oh, meu Deus, nunca havia visto a energia dar voltas assim antes!". Imediatamente eu sabia que encontrara alguém que realmente podia ver a energia.

No dia seguinte, passei um tempo com Mary e descobri que ela havia criado algumas técnicas de cura incríveis. Ela assistiu à minha palestra e sentou-se quietamente com seus olhos bem abertos enquanto eu demonstrava o TQ e, depois disso, explicava que meu campo de energia passava por uma expansão massiva, quando eu administrava a energia. Durante o *workshop* de TQ em Medford, Oregon, Mary disse a mim que cada pessoa na sala estava fazendo uma melhor administração de energia, e de forma muito mais potente do que ela já havia visto.

Cerca de uma semana depois da aula, fiquei entusiasmado quando Mary me ligou e disse que havia desenvolvido uma série de novos métodos para o uso do Toque Quântico, os quais integravam as descobertas que ela havia feito após anos de pesquisa. Essas técnicas permitiam que pessoas comuns duplicassem o poder de suas sessões de cura e obtivessem resultados que duravam duas vezes mais tempo.

As promessas dela provaram ser verdadeiras, assim como seus métodos mostraram ser excelentes.

Eu havia esperado que ela estivesse disposta a compartilhar essas novas técnicas potentes com outras pessoas, entretanto, por mais maravilhosa que Mary fosse, como observadora e praticante, ser instrutora não era uma das paixões da sua vida. Ela preferia a vida de um cigano àquela cheia de cronogramas e compromissos. Fiquei muito feliz ao descobrir que Alain Herriott ocuparia o lugar dela: ele já havia desenvolvido uma habilidade altamente capacitada de ver energia. Ele deu início ao treinamento com Mary, adicionando uma maravilhosa profundidade ao trabalho, e tornou-se, desde então, um professor querido e respeitado, tanto nacional como internacionalmente.

Um dos maiores talentos de Alain é a capacidade extraordinária que tem de comunicar-se em um estilo simples de conversa, além de ajudar as pessoas a se sentirem confortáveis em aprender novas habilidades. Além disso, ele leva a seus *workshops* uma profunda sabedoria que ajuda as pessoas a relaxarem, aceitarem-se, abrirem-se, crescerem e mostrarem-se mais. Após anos de ensino nas aulas de Aumento da Potência do Toque Quântico, as percepções e experiências de Alain, combinadas às contribuições de Mary, realmente levaram seu trabalho a outro patamar.

Para aqueles que desejam levar as habilidades com o Toque Quântico a um novo e até mesmo mais alto nível, recomendo de coração este livro.

Tudo de bom,
Richard Gordon

Prefácio

Esta é a experiência que permite a nós refinarmos uma modalidade. Este livro é o resultado desses refinamentos.

O Aumento da Potência do Toque Quântico é um refinamento do método-padrão do Toque Quântico. Tudo que você aprendeu no primeiro livro, *Toque Quântico: O Poder de Curar*,* continua sendo válido. O Aumento da Potência do Toque Quântico acelera a eficácia das técnicas-padrão do Toque Quântico: os resultados acontecem mais rapidamente, o tecido é afetado mais profundamente e sua habilidade de direcionar energia a uma área específica aumenta.

As técnicas contidas neste livro são projetadas para ensinar a você como ser mais eficaz. Você aprenderá como afetar a saída de energia de suas mãos e colocar o foco na energia de forma muito mais eficaz. Quando tiver terminado de ler o livro, deverá descobrir que sua energia foi triplicada ou quadruplicada. (Algumas dessas técnicas são mais fáceis de ser aprendidas com a presença de um instrutor, entretanto, muitas delas podem ser realizadas simplesmente com a leitura do livro.)

Cada estágio de mudança em nós e em nossos clientes nos apresenta uma oportunidade de visualizar a nós mesmos em uma nova luz. Muitas das técnicas apresentadas neste material requerem que aprofundemos nosso senso de eu, além de nos encorajarem a nos abrirmos totalmente na jornada da autoexploração.

Tudo diz respeito a foco e fluxo. Quão você está disposto a se livrar de noções preconcebidas e quão está disposto a entrar em um espaço que eu chamo de "consentimento"? Este livro o ajudará a se abrir para um senso maior de eu, por meio do acesso a aspectos de seu "verdadeiro eu", e ensinará a você como incorporar isso em sua vida diária.

Este livro tem o propósito de ser um guia prático de como fazer as coisas. Analisaremos completamente como fazer uso dessas técnicas e

---

* N. E.: Publicado pela Madras Editora.

como você pode melhorar sua eficácia com elas. Idealmente, uma grande parte de suas perguntas sobre a administração de energia será respondida, de modo que você ficará muito confortável com este material.

Minhas experiências com o trabalho de energia

Minha jornada como curador/observador teve início tardiamente no Ensino Médio: comecei a questionar a realidade como era apresentada a mim pelos professores e pelo mundo em grande escala. Vivenciei a contracultura dos anos 1960 e fiquei envolvido com o yoga nos anos 1970. Depois de cerca de um ano e meio orientando minhas meditações para "ver" energia, comecei a ver auras. Continuei a expandir meus estudos nessa área. Descobri que eu era mais naturalmente uma "antena" de energia, o que quer dizer que sentiria em meu corpo o que a energia estava fazendo. Em virtude do fato de ser essa a maneira mais fácil para mim de me relacionar com energia, sempre começo nesse ponto quando me abro para a percepção. Conforme o tempo foi passando, descobri que poderia ouvir, sentir o cheiro da energia, sentir seu gosto, vê-la e ter conhecimento a respeito da energia. Minha habilidade de interagir com as energias de força vital aumentou bastante, especialmente depois de praticar Qigong durante cerca de seis meses. Comecei a entender que a maneira como as pessoas percebem energia é única para todo indivíduo. Nenhum modo de percepção de energia é melhor que o outro. Todo o mundo já percebeu energia em algum ponto de suas vidas e quase todo o mundo percebe energia em algum grau até que esteja com 6 ou 7 anos de idade. É geralmente nesse ponto que as pessoas adotam a visão de sua cultura ou grupo de semelhantes e começam a bloquear essas percepções "sutis". Quase todo o mundo pode reaprender ou se familiarizar novamente com suas habilidades naturais perceptivas. Provavelmente, a razão número 1 seja porque essas habilidades são reprimidas em razão da autodúvida (não acreditar ou confiar naquilo que você percebe).

Introdução

Energia, ou *chi,* não é nem positiva nem negativa. Energia é energia. No trabalho de cura, a forma como a energia é direcionada ou utilizada define seu efeito sobre o corpo de um cliente e/ou as emoções deste. A forma como a energia é aceita pelo cliente – tanto física como psicologicamente, consciente e inconscientemente – é o outro fator importante.

Muitas das ideias apresentadas neste livro tiveram origem a partir das ideias de uma mulher com dons chamada Mary Derr, a qual tinha a habilidade de ver energia em todos os reinos desde que tinha 3 anos de idade. Mary é um quarto Lakota Sioux, tem prática em sua espiritualidade nativa americana e estudou inúmeras formas antigas de cura. Ela também detém o posto de "Sees Beyond" [Aquela que vê além] para muitos anciões nativos. Passou cinco anos com a Grandmother [Avó] Megan Grey Wolf Woman, uma anciã Onieda/Ozarian e autora das *Grandmother Cards*, além de passar vários anos como clarividente para Nicki Scully das Jornadas Xamânicas. Mary viajou para diversos países e, depois de quinze anos fazendo experiências com modelos de energia, assim como observando as assinaturas energéticas de pessoas de diversas culturas, ela refinou e desenvolveu um grande número de técnicas de cura eficazes para todas as raças e combinações de todas as raças. Quando ela encontrou Richard Gordon e foi apresentada ao Toque Quântico, viu que a pesquisa dela, em combinação com o Toque Quântico, resultava em uma mistura muito boa. A aula de Aumento da Potência do Toque Quântico e este livro foram criados em virtude do desejo dela de expandir as possibilidades inerentes ao trabalho com energia.

Algumas das técnicas são minhas, especialmente a ênfase no "consentimento", além da ideia de ponto focal energético e os métodos que a acompanham. Também coloquei um esforço original em alguns dos procedimentos para problemas específicos. Richard Gordon contribuiu para este livro oferecendo percepções e clareza em relação às ideias acima, além de ter ajudado a criar algumas técnicas específicas.

Graças ao Toque Quântico, foi-me confiado o privilégio de apresentar a aula de Aumento da Potência do Toque Quântico ao público e isso fez com que meu próprio conhecimento fosse expandido. Ofereço o que aprendi a partir da observação do fluxo energético de centenas de pessoas, assim como o conhecimento que o Universo compartilhou comigo. Enquanto você pratica esses métodos, continue a expandir seu conhecimento. Podemos aprender mais a cada dia. Permita-se experimentar e crescer além destes exercícios. A vida é um processo de crescimento, permita-se crescer e tornar-se quem você é. Isso traz benefícios a todos nós.

Introdução 23

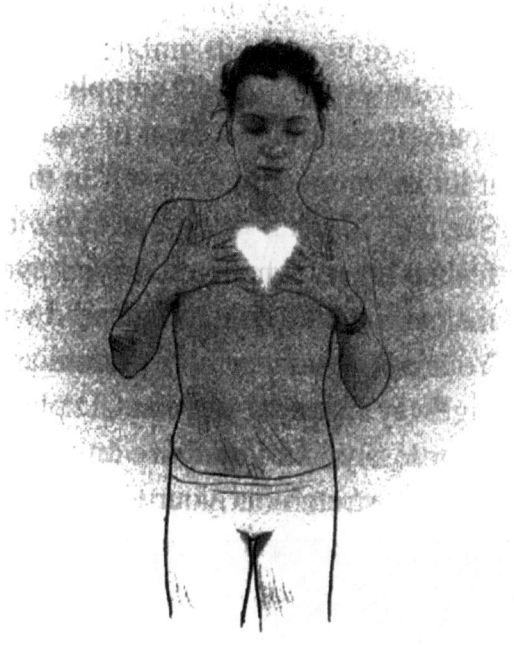

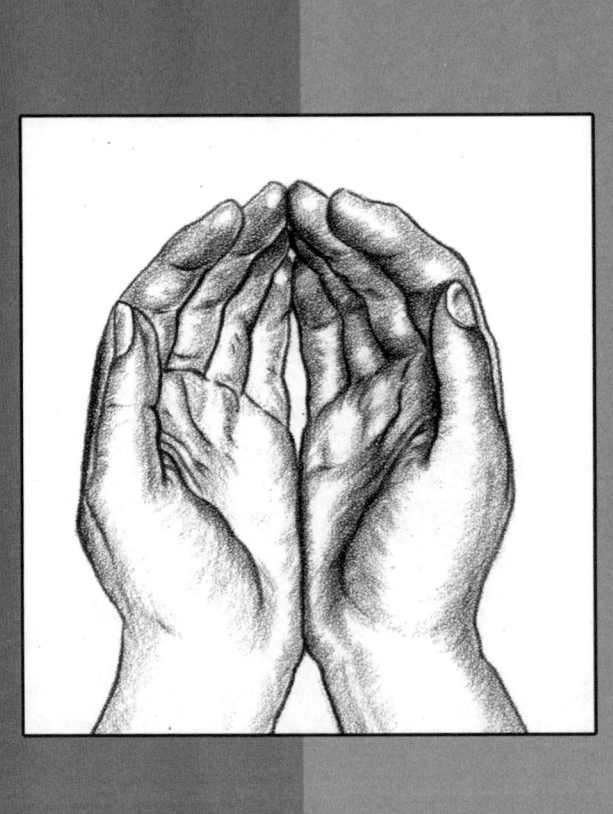

Capítulo 1

Varredura e Respiração: Outro Olhar

*Cada momento é saciado com a infinita possibilidade da respiração,
É uma constante alternância entre maré baixa e preamar,
Carregando a mãe de todos nós.*

Intensificação e consentimento

Todos nós aprenderemos de diferentes maneiras: alguns por meio do sentimento e outros por meio da palavra escrita. Conforme você abordar este novo material, terá um alcance em direção àquilo que sabe que funciona para você. Sentir, ouvir, ler, imaginar, simular e transformar. Cada um destes exercícios apresentados aqui é descrito ou orientado em direção ao sentimento; primeiramente, pelo fato de o sentimento ser uma das principais formas de o Toque Quântico ser vivenciado. Entretanto, quando você experimentar este material e nada mais funcionar, simplesmente o imagine. Foi mostrado repetidamente que o entendimento, especialmente em relação ao trabalho com energia, tem início em nossa imaginação. A energia segue o pensamento ou a intenção, o que quer dizer que a energia segue como e onde você a focalizar. Utilize estas técnicas, pratique-as e, em um período de tempo surpreendentemente curto, cada momento será pleno de resultados incríveis.

Este livro faz diversas conjeturas, a maior delas é que você tem de ter lido o primeiro livro *(Toque Quântico: O Poder de Curar)* e deve ter praticado o que leu. A segunda conjetura é que você tenha ganhado experiência suficiente realizando o trabalho de cura para ter notado algumas das sutilezas envolvidas.

Explicarei como tratar seus clientes de forma tão eficaz e fácil quanto os melhores praticantes de Toque Quântico o fazem. Levarei você além desse nível, até um território novo onde não importa quais problemas, questões ou desafios sejam abordados, você se sentirá mais confiante de que tem as ferramentas necessárias para realizar suas metas.

Quais são os atributos dos praticantes eficazes de Toque Quântico?

1. Eles retiram a energia tanto do corpo deles como do ambiente que os circunda.
2. Intuitivamente, enviam energia utilizando cores específicas para afetar aspectos específicos do corpo.
3. Eles são flexíveis, divertidos e carinhosos quando oferecem a energia.
4. Dão a si mesmos permissão para experimentar diferentes abordagens em relação a um problema, sabendo que oferecem a energia para o mais alto bem do indivíduo. Com essa atitude, são inovadores com sua abordagem e divertem-se no processo.

Vamos começar com o trabalho de respiração.

Varredura e respiração: outro olhar

Uma das primeiras coisas que procuro quando estou trabalhando com um aluno é o modo como a energia flui quando eles fazem a varredura e respiram. A coisa mais importante a ser feita é relaxar. Muitas pessoas simplesmente tentam demais. Elas sentem, em algum nível, que precisam forçar as coisas. E forçar as coisas é provavelmente o elemento mais contraprodutivo que você pode tentar realizar com o trabalho de energia. Eis aqui algumas maneiras para ajudá-lo a relaxar:

- De tempos em tempos, dê a seu corpo uma leve chacoalhada e liberte-se de qualquer rigidez que esteja residindo nele.
- Permita-se "brincar" enquanto trabalha. Divirta-se! Uma atitude divertida é a chave para o fluxo fácil e suave de energia.
- Trate cada encontro de cura como uma experiência, em vez de tratá-lo como uma necessidade de realização.

Pensamentos adicionais sobre carreamento

Levantamos nossa vibração com o uso da respiração do TQ, focando a energia e fazendo uso de nossa intenção (pelo menos inicialmente); dirigimos a energia para o local onde desejamos que essa "vibração" mais alta vá e, em seguida, esperamos por uma resposta. Essa ação é chamada de "envio" ou "oferta" da energia, um tipo de intenção dirigida. Quando observo as pessoas fazendo isso, parece que a energia entra na área ou afeta essa área e se espalha além desta (ou seja, a área é carreada em direção à energia).

Por outro lado, quando observo as pessoas criando um campo com as mãos e não fazendo ligação nem a dirigindo a uma área em particular, os resultados parecem menores, e os clientes, com frequência, dizem que sentem pouco ou nada. Quando o praticante muda seu foco energético em direção a uma área em particular, tenho a sensação de que as mudanças ocorrem, as quais podem ser sentidas pelo cliente. Por esse motivo, dentre outros, considero esse processo como um "envio" da energia.

Na análise final, acho que é uma questão de semântica, como se você estivesse "enviando para dentro" a energia, mas pode ser que você esteja compartilhando da habilidade daquela área em particular de erguer seu nível vibratório. O processo de envio da energia é o lembrete do corpo de sua própria capacidade de cura, um tipo de estimulante. Como praticantes, oferecemos a energia e o corpo envia a resposta. Caso o corpo possa manter a nova vibração, aquela vibração mais alta é a solução ou chave para o desbloqueio do desequilíbrio do corpo. Caso não consiga reter a nova vibração, ou possa apenas manter tal vibração durante um pequeno período de tempo, o corpo muda tanto quanto consegue e o restante da energia é inofensivamente absorvido para dentro da estrutura.

Utilizando o corpo todo

Quando observo as pessoas trabalharem, percebo que muitas elevam o nível de energia apenas na parte exterior de seus corpos. Isso é eficaz, mas torna-se muito mais potente se você também erguer o nível de energia através do interior de seu corpo. O corpo age como uma lente que coloca o foco na energia; portanto, quanto mais você extrair a energia através de seu corpo, melhor. Você quer sentir ou perceber que a energia está passando tanto através de si como ao redor de si. Quando colocar o foco na movimentação de energia através do corpo de modo mais intencional, você descobrirá que a movimentação da energia ao redor do corpo é quase automática. Mais especificamente, depois que você liberar qualquer tensão do corpo, coloque mais o foco em suas sensações internas, conforme presta atenção à varredura de energia, tanto na inalação como na exalação. Você aumentará de modo significativo o fluxo de energia simplesmente ao dar mais atenção a essa varredura interna. A princípio, isso há de parecer intenso; entretanto, dentro de um curto período de tempo, há de se tornar automático.

Resumindo, os maiores impedimentos para o fluxo energético são os seguintes:

1. Tensionamento dos músculos de seu corpo enquanto você se estende e respira.
a. Um problema muito comum é a tensão nos cotovelos. Relaxe-os conscientemente.

Isso também é aplicável em relação às mãos. Algumas pessoas têm uma tensão incrível nas mãos, como se apertá-las, de alguma forma, forçasse a energia a entrar mais profundamente no corpo do cliente. O oposto é verdadeiro: quanto mais relaxado você estiver, mais eficaz se torna. Um estado relaxado faz com que a energia seja direcionada com mais facilidade.

Dica: Um teste que você pode realizar em si para monitorar a quantidade de tensão presente é fazer com que alguém gentilmente erga um dedo em uma de suas mãos cerca de 1 polegada e, em seguida,

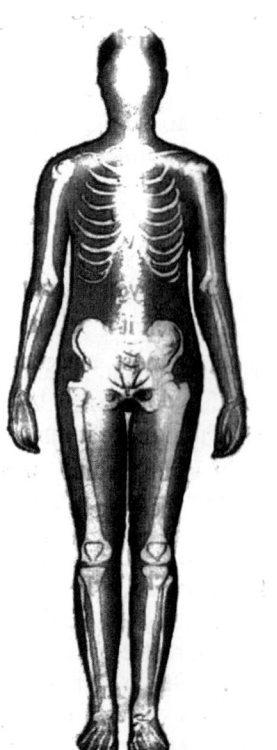

Varra a energia através do interior de seu corpo

deixe-o cair. Você deixa que seu dedo seja levantado ou ergue seu próprio dedo? O ideal a ser feito, caso você não tenha nenhuma tensão, é deixar que alguém possa erguer seu dedo e, quando o liberarem, ele caia subitamente.

2. Um dos outros maiores impedimentos para um fluxo suave é sentir que a energia se estende através do corpo na inalação, mas na exalação deve-se ter como foco somente as mãos, em vez de enviar a energia a partir da parte superior de sua cabeça para o pescoço através de todo o braço até as mãos. Mantenha em mente que seus braços são uma parte importante na varredura do corpo, então certifique-se de enviar a energia através deles na exalação. Caso omita os braços na operação, você reduz a quantidade de "lente" que ajusta a energia e, por sua vez, reduz sua saída de energia.

A energia é adequada?

Descobri em minha experiência com o trabalho energético que, caso você direcione a energia a um ponto específico no tecido (ou qualquer outra área), quando esta o atinge, provê benefícios de cura altamente eficazes. Esse é um dos conceitos fundamentais deste livro e uma ideia razoavelmente descomplicada. Escolha o local onde esse ponto deveria estar no tecido e utilize sua intenção para torná-lo um destino para o fluxo energético. Uma vez que a energia atinja esse ponto arbitrário, ela viajará até o local onde é mais necessária para a obtenção de benefícios de cura máximos.

Esse local de encontro energético será seu novo guia ou ponto de verificação durante suas sessões de cura.

Quando você envia energia a um ponto localizado entre suas mãos, não tem de "conhecer" esse local como um lugar perfeito de encontro; qualquer local que escolher intuitivamente servirá. Caso seja incapaz de utilizar a técnica do sanduíche na área, considere o método de "triangulação". Nesse método, suas duas palmas agem como dois pontos do triângulo, e o local em que a energia se encontra é o terceiro ponto.

Conforme você for progredindo, pergunte a si mesmo, de tempos em tempos, durante toda sua sessão, se a energia é adequada. Você sente a energia penetrando no tecido do cliente e indo de encontro a um

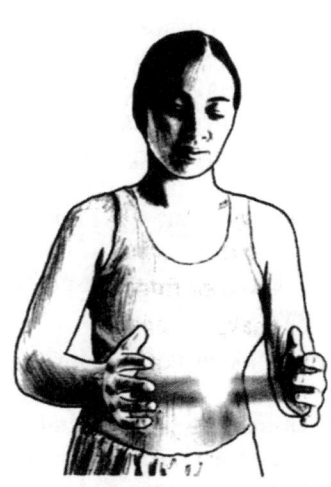

Encontro de energia em um ponto

ponto? Isso é crucial para a obtenção de resultados rápidos. Uma vez que chegue ao ponto, a energia irá aonde for mais necessária. Eis algumas questões a serem mantidas em mente:

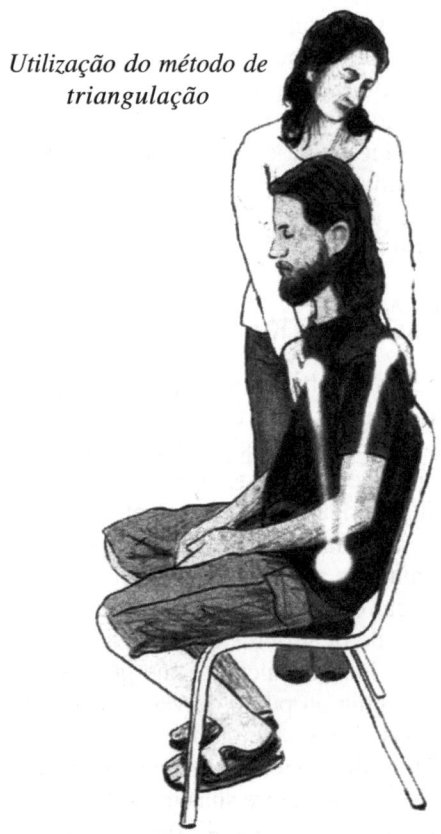

Utilização do método de triangulação

Tenho um senso de continuidade ou uma conexão energética entre minhas mãos?

Caso eu imagine minhas mãos se dissolvendo em direção ao cliente e convergindo no ponto em que desejo que a energia se encontre, sinto minhas mãos se tornando "uma única mão" nesse espaço?

Se tenho uma conversa no local em que desejo que a energia se encontre, posso ter uma conversa muito íntima aqui ou tenho a sensação de que estou falando através de uma sala?

Considere essas questões como diretrizes para suas sessões de cura. Entretanto, é importante não ficar focalizado demasiadamente nesse "ponto". Você realmente deseja que a energia vá até o ponto, mas, logo que tenha chegado lá, deixe-a ir até onde for. Energia segue a intenção, entretanto, caso você se atenha demais à ideia de "estar" no ponto, isso há de inibir o que a energia pode, potencialmente, fazer.

Nos estágios iniciais, pode parecer que essas ideias complicam suas sessões, entretanto, essas informações têm o propósito de melhorar os métodos e ajudar os que você já usa, e não complicá-los. Estou simplesmente exemplificando para você como os curadores do Toque Quântico eficazes trabalham. Caso sigam essas etapas, a maior parte das pessoas pode obter resultados muito eficazes com apenas um pouco de prática. Utilizo os métodos automaticamente agora, mas, a princípio, tinha de dividi-los em etapas e incorporá-los lentamente a minhas sessões. Lembre-se: relaxe, divirta-se e observe o resultado. Você ficará agradavelmente surpreso ao ver como tudo isso se torna automático muito rapidamente.

O que é um padrão bloqueado?

Nosso desejo é que a energia encontre um ponto específico para obtenção de resultados ideais. Este é, às vezes, um processo lento e, quando eu tinha apenas as habilidades básicas do TQ, costumava levar uns 45 minutos para fazer isso. Esse atraso era causado por algo chamado de "padrão bloqueado". A experiência desse padrão varia em virtude do grau de severidade do bloqueio:

1. Enquanto estiver praticando a respiração do Toque Quântico, um padrão bloqueado manifesta-se por meio do consentimento de que a energia seja levada para dentro, mas a energia não há de convergir em um ponto, ou
2. A energia é sentida como sendo enviada ao interior de um poço sem fim. Neste e no exemplo acima, não há senso de continuidade nem fluxo. Um bloqueio de qualquer tamanho (até mesmo fino como papel) é tratado da mesma maneira.
3. Outro exemplo de um padrão bloqueado é se a energia entra, mas apenas uma polegada ou duas, ou
4. Quando a energia entra, tem a sensação de que suas mãos estão sendo empurradas para longe da área. Isso é geralmente indicativo de um bloqueio emocional.
5. Um padrão mais sutil de energia existe caso a energia entre, mas pareça que ela está sendo empurrada através de algodão espesso. Um aluno descreveu isso como "mover-se através de caramelo de água salgada".
6. Outra maneira de reconhecer um padrão bloqueado é caso suas mãos fiquem levemente mornas ou não fiquem mornas de modo algum (se calor for a forma como você experimenta a energia).

Soluções

Há duas maneiras de lidar com um padrão bloqueado: erga a "voltagem" ou a intensidade da energia que você envia a seu cliente (explicado a seguir) ou faça uso da técnica do "consentimento".

Para levantar a "voltagem", vamos fazer uso de um processo chamado Intensificação. Essa técnica abre o canal central de seu corpo, o qual corre do períneo até o topo (ou a coroa) de sua cabeça. Ele é, por vezes, chamado de canal prânico. (Em Qi Gong, a abertura do canal central é uma meta altamente desejada, e pode-se levar anos para que tal meta seja atingida. Com essa técnica, você pode realizar o mesmo feito em uma questão de minutos. É sempre um prazer encurtar o caminho!) A abertura desse canal central nos possibilita o acesso a um fluxo muito maior de energia.

O canal central

O propósito do canal central, quando aberto, é o de permitir que a energia do céu e da terra flua sem impedimentos através do corpo em que pode ser focalizada ou direcionada até o ponto de encontro energético.

A abertura do canal central faz com que o corpo funcione como uma ampulheta. Pense no canal central no corpo como lembrando o gargalo estreito de uma ampulheta, os céus acima como um reservatório de energia e a terra abaixo como o outro. Ao extrair energia desse ponto de vista ilimitado, o fluxo está disponível para ser desviado por meio do praticante até o cliente. Dessa maneira, você pode, até mesmo, abrir temporariamente um fluxo no cliente. Praticaremos isso um pouco mais tarde. Historicamente, esse canal fica aberto em todos nós até aproximadamente um ano após o nascimento. Uma vez que estejamos sujeitos aos rigores da vida, ele começa a ser fechado.

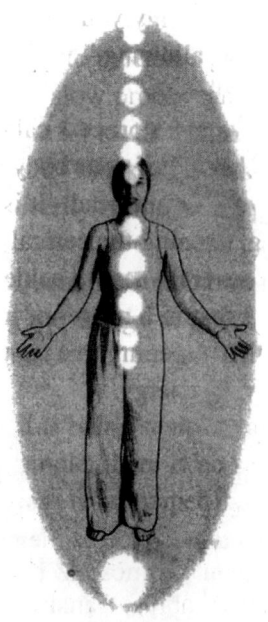

O modelo de 12 chacras

A técnica de intensificação que utilizaremos para abrir o canal central faz uso de um modelo de 12 chacras. Há muitos modelos de chacras, mas, em nome da simplicidade, assumiremos que haja apenas 12 chacras. A explicação e as etapas para essa técnica são descritas abaixo.

Intensificação: o processo

A primeira etapa do processo de intensificação é tornar-se bastante focado internamente. A maioria de nós pensa no corpo como algo secundário, mas isso é errado. Com frequência, focalizamos apenas o que está acontecendo ao redor de nós ou o que estamos ocupados ouvindo em nossos diálogos internos. Podemos estar pensando no almoço ou ouvindo os outros, ou ainda questionando as atitudes das pessoas ou algo equivalente. Deixe tudo isso de lado. Se o diálogo interno continuar, não fique preocupado; apenas permita que a tagarelice aconteça sem que você se prenda a ela ou permita que esta o distraia.

Relaxe e deixe que cada instante de respiração possibilite que você fique muito quieto. Focalize internamente; torne-se ciente de como se sente por dentro. Quando isso for realizado, você deve ter uma sensação/um sentimento maior de ser dentro de si, um tipo de consciência aumentada. Nesse estágio, é chegada a hora de permitir que a consciência se estabeleça através de seu corpo. Relaxe sua cabeça; em seguida, seu pescoço, peito, abdome, pélvis, coxas, joelhos, panturrilhas, tornozelos e pés – como uma folha levada ao longe por uma suave brisa; permita que o relaxamento flua através de você.

Quando seu foco estiver em seu pé, permita que sua consciência resida nos pés por um momento. Permita que sua consciência se estabeleça na terra. Certifique-se de que seu foco esteja fluindo através dos pés para dentro da terra. (Aqueles dentre nós que fazem uso do terceiro olho tendem a filtrar nossa visão do mundo através dele completamente, o que retira o foco de fora de nós mesmos. Com esse trabalho, desejamos manter o foco somente no interior de nossos corpos.) Se você deseja utilizar seu terceiro olho para observar e usá-lo para sentir seu caminho para dentro da terra, tudo bem; entretanto, seu "ver" precisa ser focalizado através dos pés.

Conforme você permite que seu foco se estabeleça mais profundamente dentro da terra, é apropriado observar como é a sensação de fazer isso. O oitavo chacra está apenas a uma curta distância do interior da terra, de modo que, se você deixar [a energia] cair muito rapidamente, é possível passar direto por ele (se não o encontrar, volte "para dentro" de seus pés e permita que sua consciência mergulhe neles, como se estivesse enfiando uma régua na terra, polegada por polegada). Permita-se relaxar nesse novo ponto de vantagem e olhe ao redor de modo que possa perceber o que está acontecendo. Como é a experiência?

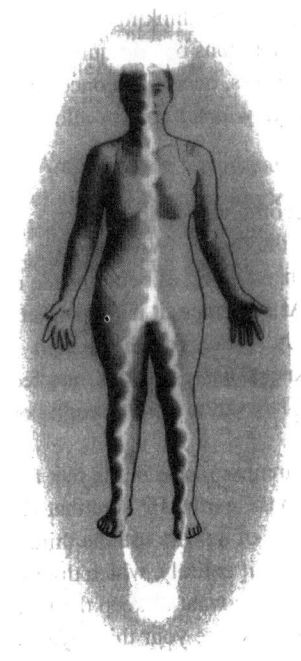

Educação do oitavo chacra

Com frequência, você sentirá/terá a sensação de uma forma similar à de um domo ou terá um sentimento de ser "empurrado para cima", vindo de baixo, enquanto você deixa cair [a energia] através da terra. Ocasionalmente, esse sentimento alcança todo o caminho acima até seus joelhos (caso isso ocorra, "olhe" de seus joelhos para baixo e observe o que acontece). Conforme você deixa a energia cair, é comum sentir-se como se estivesse atingindo uma camada ou membrana elástica, como o rebote em um trampolim. Outra maneira de descrever esse espaço é como um vasto vale ou oceano, quando você está dentro deste em vez de estar na superfície. Também pode ter a sensação similar à de uma planta sendo empurrada para cima através da crosta terrestre. Independentemente de como você o percebe, esse é o espaço do oitavo chacra.

Caso não sinta nada em sua primeira tentativa, simplesmente imagine como deve ser a sensação. A energia segue o pensamento e, com a prática, você terá uma experiência física de cada chacra.

Uma vez que tenha encontrado o oitavo chacra (sentido ou percebido esse chacra), com sua intenção, molde-o em uma esfera do tamanho e da forma de uma pequena bola de futebol ou de um melão.

Dilate-o ou imagine você fazendo com que fique dilatado. Quando estiver se dilatando muito rapidamente, divida-o em duas bolas ou fluxos rodopiantes. Com uma respiração de varredura, inale-o (ainda em dilatamento) para cima através dos pés, das pernas (no períneo há de convergir em uma única bola que gira), através do canal central, em todo o caminho através do corpo até o topo da cabeça. Permita que flutue no ar, ao redor de sua cabeça, como se fosse um donut (como a aba de uma linha de chapéu, mais de um anel).

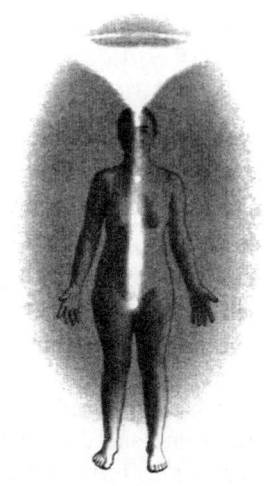

Abertura do oitavo chacra como um funil

Permita que o donut se abra como se fossem as pétalas de uma flor ou como a abertura de uma panela de pressão com vegetais. Isso faz com que se pareça bastante com um funil rodopiante.

Mantenha-o em dilatamento. Esse rodopio permite que o caminho criado através do canal central permaneça aberto. Uma visão pictórica seria da água fluindo dreno abaixo ou funil abaixo, ampla na parte de cima e ativamente aberta em todo o caminho abaixo até o períneo.

Dica: Depois de ter feito com que cada chacra ficasse dilatado, eles continuarão em dilatamento por si mesmos durante até uma hora. Coloque isso em andamento e esqueça-se disso, permitindo que a dilatação ocorra por si mesma, e siga para o próximo chacra ou para a próxima etapa.

Leve sua atenção até o centro de seu cérebro. Visualize-se dentro do cérebro, prendendo-se ao fio de um balão de hélio. Imagine-se flutuando através da coroa de sua cabeça, subindo em direção ao nono chacra. Esse chacra reside de oito a dez polegadas acima da coroa de sua cabeça. Molde o nono chacra no tamanho e na forma de uma pequena laranja. Dilate-o. Direcione-o lentamente no topo de sua cabeça, através do canal central, em todo o caminho abaixo até o abdome, até que se assente entre o segundo e o terceiro chacras (aproximadamente no nível do umbigo). À medida que ele for descendo, observe se mergulha diretamente para baixo ou se fica vagando conforme desce (se tender a vagar, faça com que seja dilatado mais rapidamente – isso ajudará a centralizá-lo).

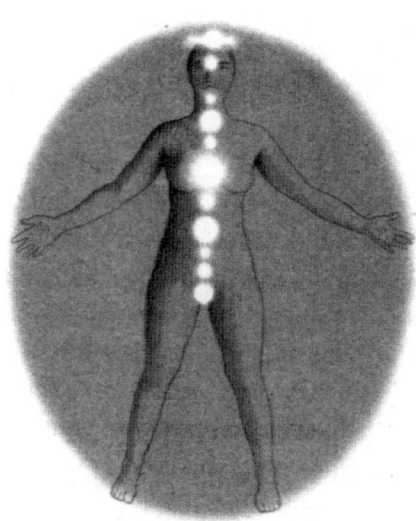

Chacras de 1 a 12 no corpo

Dilate-o aqui na área do umbigo por um momento. Isso pode trazer uma sensação muito energizante. Uma vez que esteja assentado lá, posicione-o e esqueça-se dele.

Repita o mesmo processo para o décimo chacra. Sempre comece no centro de seu cérebro. Agarre o fio do balão e permita-se ser puxado através da coroa de sua cabeça até o décimo chacra.Estenda sua consciência cerca de dez polegadas acima de onde encontrou o nono chacra. Molde o décimo chacra em uma esfera do tamanho de uma pequena laranja (no olho de sua mente). Dilate-o. Envie-o através do topo de sua cabeça até o centro do peito. Dilate-o ainda mais rapidamente.

Vá até o 11º chacra. Este fica localizado cerca de 8 a 10 polegadas acima de onde você encontrou o décimo chacra. Molde-o em uma esfera do tamanho de uma pequena laranja e dilate-o. Permita que desça através do topo de sua cabeça até o centro de seu cérebro (com frequência, esse chacra parece encolher até chegar ao tamanho de uma bola de golfe cheia, conforme desce através de sua cabeça). Dilate-o.

Estenda sua consciência através do topo de sua cabeça e localize o 12º chacra. Ele fica aproximadamente 10 polegadas acima de onde você encontrou o 11º chacra. Molde-o em uma esfera do tamanho de uma pequena laranja e dilate-o. Permita que desça até o topo de sua cabeça no chacra da coroa, de modo que a base da esfera apenas toque no topo da cabeça, tal como um pião. Permita que seja dilatado.

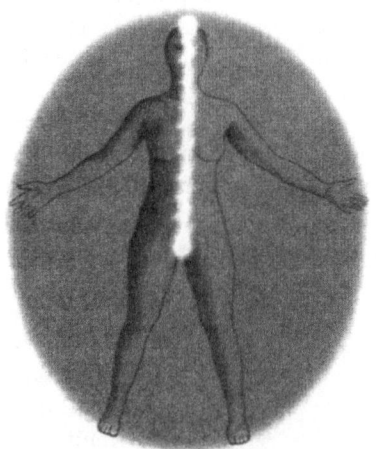

Chacras de 1 a 12 girando no canal central

Use o sopro de fogo para quatro ou cinco inspirações (lembre-se de que isso é definido como sendo uma respiração rápida feita através da boca, como em um fole) e, em seguida, crie um redemoinho ou dilate os chacras de 1 a 12, todos ao mesmo tempo. Eles podem se estender como uma unidade, como uma vara de cerca de 1,5 polegada de diâmetro, em qualquer direção que parecer certa para você.

A chave aqui é chegar a uma sensação de intensidade energética enquanto faz girar essa vara. Isso não tem a ver com a direção que você escolher, nem mesmo com uma imagem em particular, isso diz respeito à intensidade. Faça com que todos os chacras girem de uma vez, como se fossem um contínuo feixe de luz, uma grande turbina ou uma longa vara (vi até mesmo pessoas imaginarem a área sendo energizada por um gafanhoto pulando para cima e para baixo. Lembre-se de que não é a imagem, mas sim a intensidade energética que é importante). Os chacras devem agir como uma unidade, cada um ligado ao outro. Esse rodopio nos chacras é um tipo de criação de redemoinho. Uma vez que a criação do redemoinho comece, ela tende a continuar seus movimentos sem nenhum esforço extra durante cerca de uma hora, de forma similar à de um pêndulo.

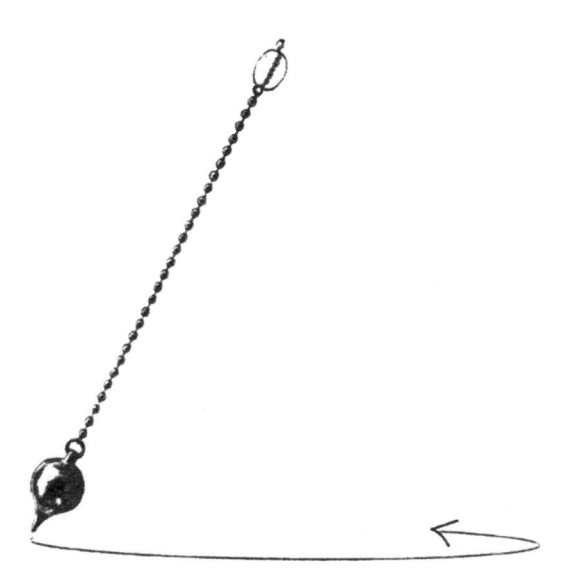

Se você ativar um grande pêndulo, ele continua a balançar durante um longo período de tempo. Ocasionalmente, você pode desejar aplicar força na vara do chacra, mas seu momento de rodopio se mantém muito bem. Eu ajusto o rodopio dos chacras, quando a energia alcança patamares estáveis, e desejo impulsionar através desses patamares estáveis rapidamente.

Uma vez que você se sinta confortável com as etapas de intensificação, pode reduzir o período de tempo que utiliza para realizar a técnica de Intensificação. Eis a versão resumida:

1. Relaxe da cabeça aos dedos do pé.
2. Localize o oitavo chacra e dilate-o rapidamente.
3. Divida-o em dois fluxos giratórios e, com uma respiração de varredura, eleve-o através do corpo, abrindo-o na linha dos cabelos, como as pétalas de uma flor.
4. Localize os chacras superiores (9, 10, 11 e 12) e comece a fazer com que todos eles rodopiem ao mesmo tempo sobre sua cabeça.
5. Deslize-os para baixo através da coroa de sua cabeça até os níveis apropriados, como se fossem contas rodopiantes deslizando fio abaixo.
6. Crie um redemoinho/dilate os 12 chacras de uma vez.

7. Deixe-os no lugar e esqueça-se deles. O momento de rodopio dos chacras será mantido sem nenhum esforço adicional durante cerca de uma hora e, em seguida, eles voltam a seus lugares originais por si mesmos.

Após alguma prática, você será capaz de fazer isso apenas com alguns momentos de inspiração.

Os chacras externos, na verdade, movem-se muito facilmente através do corpo e tendem a ir exatamente aonde os direcionamos (com o uso da intenção). Se você colocá-los levemente fora de sua devida posição, eles hão de "endireitar-se" (eles parecem ser energeticamente levados a esses cinco lugares).

Você observará que não mencionei o uso do sopro de fogo na versão curta. Este é apenas necessário quando se é novo na técnica de intensificação, de modo a aumentar sua sensibilidade. Uma vez que você tenha se acostumado a realizar a técnica de intensificação, não precisará do sopro de fogo para ser eficaz.

Como utilizar a técnica de intensificação durante uma sessão

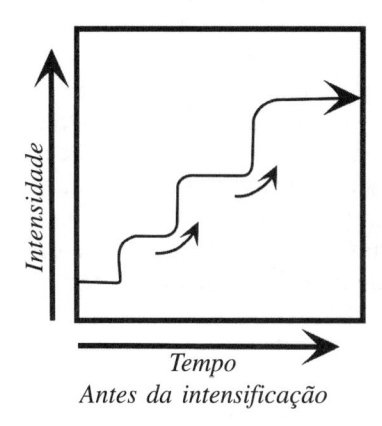

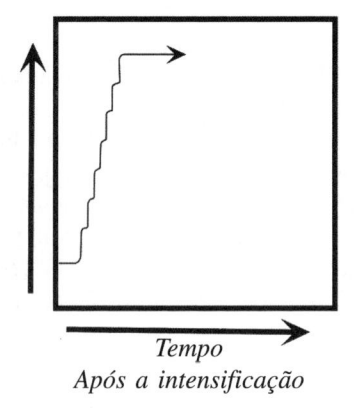

Antes da intensificação

Após a intensificação

Quando você faz a varredura e respira, a energia vai até o cliente de diversas maneiras. Um dos exemplos mais comuns é o padrão de degrau de escada. Este ocorre quando a energia entra rapidamente durante um curto período de tempo, atinge patamares estáveis, ergue-se e, em seguida, entra no tecido novamente. Durante esses patamares estáveis, dilato os chacras, o que leva o fluxo de energia a um pico. Esses patamares estáveis de energia dão a impressão de que o cliente teve energia suficiente para aquela sessão, um sentimento de bem "feito".

Para testar se você alcançou um patamar estável ou se está "feito", sem esperar que a energia se reconstrua até um nível intenso, dilate os chacras novamente (o que muda a energia em direção a seu desempenho máximo e sua máxima eficácia). Você não tem de repetir a Técnica de Intensificação desde o começo, apenas se focalize na coluna de energia que os 12 chacras formam e crie um redemoinho com esta novamente. Observe se a sensação de formigamento ou o fluxo volta a suas mãos, conforme você direciona a energia. Caso isso aconteça e suas mãos continuem a formigar (ou fiquem quentes), você alcançou um patamar estável; caso o formigamento ou a sensação de calor não retorne, você terminou aquela sessão de cura.

Com frequência, faço uso da técnica de intensificação em vez de um sopro de fogo, parcialmente em razão do fato de que isso reduz o fator ruído, especialmente quando combino o Toque Quântico com massagem em um ambiente de spa e creio ser essa a maneira que menos perturba meu fluxo de energia durante uma sessão regular. Isso não significa que o sopro de fogo seja obsoleto, apenas que ele é usado seletivamente. Faço uso do sopro de fogo quando sinto vontade de captar energia indesejada de um cliente em virtude da respiração muito lenta, de modo que eu possa levar aquela outra energia para fora de meu campo.

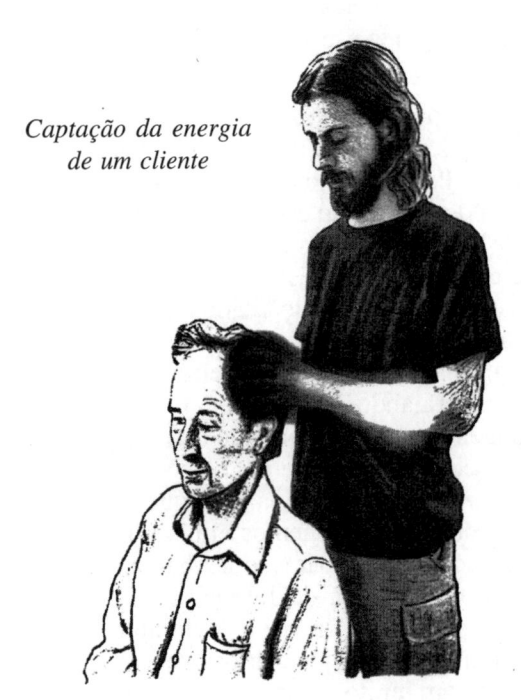

Captação da energia de um cliente

Dica: Como é a sensação de captar a energia de outra pessoa? Geralmente, é como se suas mãos e seus braços estivessem sendo envelopados ou recobertos por uma substância desconhecida. Sempre que sinto isso, simplesmente aumento a velocidade de minha inspiração (ou seja, faço uso do sopro de fogo durante alguns instantes), e esse sentimento "ferve" e desaparece.

Como fazemos uso da técnica de intensificação? Um guia passo a passo

1. Comece utilizando um procedimento-padrão de Toque Quântico, como varredura e respiração. Como é a sensação? Suas mãos estão macias e permissivas ou há tensão presente? Faça perguntas a respeito de diferentes partes de seu corpo, especialmente os ombros e a área do pescoço. Quanto mais relaxado e aberto você estiver, maior será o fluxo de energia através de seu corpo.
2. A energia passa através do tecido e vai ao encontro de um ponto central? Essa é sempre a primeira coisa que desejo saber. Prefiro começar com a abordagem mais prática porque sou um minimalista de coração. Quanto menos eu tiver de fazer, melhor. Pergunto a mim mesmo: "Qual é a qualidade da energia? Ela flui facilmente através do tecido ou algo está impedindo que ela vá ao encontro deste (um bloqueio)?" Caso haja um bloqueio, faço uso da Técnica de Intensificação. Em 90% do tempo ou mais, há alguma espécie de padrão bloqueado presente.

   Dica: Há diversas maneiras de determinar se a energia vai ao encontro do local ou não. Por exemplo, pergunto a mim mesmo: "Podem minhas mãos ir de encontro à parte interna do ponto que escolhi para que a energia seja enviada? Posso senti-las interagindo uma com a outra ou são elas mantidas afastadas de alguma maneira?" Se você estivesse dentro do tecido e achasse que este fosse um local em que você poderia ter uma conversa, seria uma conversa amigável com alguém ou apenas estaria falando através de uma mesa com eles? Com frequência, os clientes dirão que o encontro da energia faz com que eles sintam como se as mãos do praticante fizessem "parte" da área que estão tocando, em vez de serem elementos em separado. Caso você sinta que não há separação nenhuma, é apropriado fazer uso da Técnica de Intensificação. Quando você praticar pela primeira vez a "autointensificação", tome algum tempo e fique confortável com a técnica. Abasteça-se com muito retorno de seu cliente, isto é, eles observam uma diferença? Com frequência, eles sentem maior quantidade de calor ou alguma espécie de fluxo elétrico enquanto você faz a intensificação ou após você haver terminado a intensificação.

Alguns clientes irão, na verdade, sentir o redemoinho acontecendo! Lembre-se de perguntar aos clientes o que eles notam enquanto você trabalha.

Técnica de intensificação: sutilezas

Como você sabe se está criando uma espiral (ou dilatando) os chacras de forma rápida o suficiente? Frequentemente, você sentirá o calor sendo formado dentro de si, seguido de uma quantidade aumentada de formigamento nas palmas das mãos. Às vezes, parecerá como se o calor escoasse lentamente de suas mãos ou terá a sensação de umidade erguendo-se a seu redor. Outros descrevem isso como um leve sentimento de nervoso dentro do estômago, como se houvesse borboletas ali. De qualquer forma que você vivencie a intensificação de energia, esta é agora sua "âncora" ou seu ponto de referência, quando o espiralamento for rápido o bastante. Você ficará surpreso com quão rapidamente isso se torna sua segunda natureza. Uma vez que os chacras estejam girando de forma satisfatória, leve sua atenção de volta à varredura e à respiração. Os chacras em redemoinho não precisam de constante vigilância. Tal como um grande e pesado pêndulo continua oscilando uma vez que você tenha começado a fazê-lo se mexer, os chacras hão de continuar em redemoinho. Quando a energia que você enviar para seu cliente parecer alcançar um patamar estável, crie um espiralamento em si novamente. Não há necessidade de passar pelo processo inteiro. Coloque seu foco no canal central e faça com que este se dilate. Quando você obtiver aquele sentimento altamente energético, libere seu foco daquele ponto e retorne a sua varredura e respiração. Isso mantém tudo em vibração no nível mais alto possível.

Dessa maneira, os chacras permanecem em redemoinho durante pelo menos por uma hora, com frequência durante uma hora e meia. Os chacras voltam à sua posição original por si sós após cerca de uma hora, caso você não os "controle" (isto é, fazendo com que se dilatem novamente), depois de terminar sua sessão de cura.

Uso da técnica de intensificação em seu cliente

Uma vez que você se sinta confortável com o processo de autointensificação, use a técnica de intensificação em seu cliente. Isso parece ser mais fácil do que a autointensificação e, geralmente, o cliente vivenciará um fluxo maior de energia do que se você fizesse com que seus próprios chacras entrassem em redemoinho apenas. De fato, é preferível intensificar o cliente e raramente é necessário intensificar a si mesmo também. Utilizar a técnica de intensificação para seu cliente cria uma conexão maior com seu estado emocional ou "substância" – desenterrar emoções e/ou questões que, por sua vez, permitem que haja lugar para uma mudança maior. Isso também faz com que eles ressoem no nível mais alto de energia com mais rapidez. As sensações que você tem quando os chacras deles estão em redemoinho de forma rápida o suficiente são idênticas às sensações que você tem quando seus chacras estão em redemoinho de forma rápida o suficiente.

A sensação mais potente e eficaz que você procura quando faz "sanduíche" (envolvendo uma área lesionada entre suas mãos) com seu cliente é o sentimento de que ambas convergem em um ponto escolhido. Se, após fazer o espiralamento com o cliente, você ainda sentir uma conexão incompleta, certifique-se de que seu corpo esteja relaxado. Como você está enviando energia? Está fluindo como uma "mangueira de incêndio" (produzindo energia com uma grande intensidade ou impulso)? Caso a resposta seja afirmativa, faça experimentos com seu "bocal" de energia, alternando o fluxo para aquele em forma de névoa ou de uma ducha suave. Essa mudança no estímulo de energia permite que esta se encontre em um ponto escolhido? Ajustar o fluxo para aquele com forma de névoa ou ducha não reduz sua força; isso altera a energia para uma forma mais aceitável ao cliente e seu estado de saúde. Esse é um bom exemplo de "consentimento", o qual explicarei brevemente.

Caso a energia ainda não seja adequada, geralmente escolho intensificar a mim mesmo, assim como ao cliente, por meio do espiralamento de ambos, de modo a atravessar o padrão bloqueado. Quando você cria uma rotação em si mesmo e com o cliente simultaneamente, o fluxo mais potente parece ser acessado. (Normalmente, isso é reservado para problemas emocionais mais profundos.) Quando seguramos o relaxamento ou permitimos o espaço da forma mais impecável possível, a maior das mudanças acontece. Lembre-se de que tudo que podemos fazer é oferecer a energia. Não importa quanto possamos desejar que o cliente atinja uma cura, ou pelo menos sinta a mudança, isso cabe realmente a ele.

Consentimento

Uma vez que você tenha um entendimento de como é a sensação que a energia de alta voltagem viajando através de você seja, pergunte-se (conforme discutido anteriormente): "Como estou direcionando a energia para o cliente? Estou enviando a energia como uma mangueira de incêndio ou mais em forma de névoa?" O tema mais importante por trás dessa questão é o seguinte: "Estou requerendo mudança ou permitindo a possibilidade?"

Algumas pessoas aceitam a energia facilmente em seu sistema, não importando como você faça isso. Outras precisam receber a oferta de modo muito gentil para isso. Como você está enviando a energia a seu cliente? É como uma mangueira de incêndio: com grande intensidade sem considerar como o tecido de seu cliente poderia interpretar isso ou está enviando a energia na forma de uma expressão gentil de beleza e entendimento? Outra maneira de verificar o modo como você oferece a energia é analisar se você a "impulsiona" para dentro ou se está aberto para a rota mais fácil de fazê-la entrar. Você está sendo forçoso ou apresenta a energia como uma oferta gentil?

Saber o tipo de efeito que você terá sobre seu cliente depende de sua abertura para qualquer possibilidade. Conforme a energia é administrada no tecido, você flui com o rio ou o impulsiona? Esse é o conceito do "consentimento". Ele caminha de mãos dadas com qualquer aspecto do Toque Quântico.

Há muitas maneiras de entrar em um estado ou espaço de consentimento. Eis aqui um exemplo: pense em algo que você ame (uma pessoa, uma coisa, atividade, etc.) e imagine-se colocando-o no ponto em que você gostaria que a energia se encontrasse. Quando tiver feito isso, veja se consegue conectar a energia que vem de suas mãos com a "coisa amada", com a intenção de torná-la mais bela e mais maravilhosa que antes. É como se a sua varredura com inspiração, em conexão com aquilo que você ama, fizesse com que o objeto amado ficasse ainda mais belo. Uma vez que isso ocorra, o praticante pode obter um senso de facilidade e uma maior abertura, como se esse ponto (em que a energia se encontra) fizesse parte dele. Isso, com frequência, causa uma fantástica aceitação da energia por parte do cliente. É como se você estivesse se conectando em um nível completamente diferente. Qualquer coisa que dê a você um senso de estar sendo "ilimitado" é um estado maravilhoso de consentimento.

Outras maneiras de vivenciar um estado de consentimento incluem qualquer coisa que torne você mais aberto ao que for possível. Acho que a matização proporciona um estado de consentimento para mim. Posso também me abrir, permitindo que eu me dissolva em uma unidade, sabendo que esse "estado" existe em meu "ponto de encontro". Meu corpo torna-se a fiação que carrega uma corrente elétrica até o ponto de encontro para dar vida a ele. Quanto mais você brincar com essas imagens ou sentimentos, melhor. Logo você descobrirá as imagens que lhe proporcionam o maior senso de tranquilidade e fluxo. Exemplos disso incluem o seguinte: brincar com um cão ou um gatinho, mudar de direção enquanto estiver velejando, o sentimento de flutuar livremente que ocorre quando se pula uma cerca montado em um cavalo, o cheiro do ar límpido da montanha, a impressionante experiência de observar a água fluir sobre uma grande queda d'água. A lista é infinita e cada um tem algo que fale mais apropriadamente a nós. Escolha esse algo e brinque com ele.

Outras abordagens em relação ao trabalho com o conceito do consentimento: falando com o tecido

Pode-se também "falar" com o tecido. Se você questionar o tecido diretamente, pode obter informações a respeito do que ele deseja que seja feito ou como deveria ser abordado. Por exemplo, você pode obter um senso de que o tecido do cliente resiste a mudanças. Caso se permita ter uma discussão com o tecido, frequentemente este fica muito receptivo. Acho que essa abordagem mostra que você está oferecendo a energia vinda de um local de comunicação e respeito que o tecido pode estar desejando ardentemente. Essa "conversa" pode, inicialmente, parecer ilusória, entretanto, não fique preocupado demais, deixe que sua imaginação desempenhe seu papel e permita que o trabalho continue. Uma vez que o tecido se envolva dessa maneira, você e (mais importante ainda) o cliente podem sentir mudanças maiores ocorrendo na área em questão. Respeito e aceitação são maneiras maravilhosas para se aprofundar mais no consentimento.

Deixe-me dar um exemplo de como soa uma conversa com o tecido. Realizo isso em etapas:

1. Começo com a varredura e a inspiração. Sempre começo do mesmo jeito. Isso me dá um senso de como o tecido é antes que eu tente fazer quaisquer variações energéticas.
2. Procuro um senso da energia indo ao encontro de um ponto. Nesse caso, isso não acontece, de modo que inicio uma conversa com o tecido para ver o que ele deseja.
3. Falo com o tecido como se estivesse travando uma conversação com ele. Posso começar com um "olá" e esperar por uma resposta. Há muitas maneiras diferentes de como este pode responder:

- Ele poderia vibrar.
- Poderia reduzir a resistência e se abrir.
- Você poderia "ouvir" o tecido dizer "olá" como resposta.
- Você poderia "ver/sentir" quadros se desvelando, muito similar a uma história.
- Nada ocorre.

4. Caso uma das seguintes situações ocorra, simplesmente continue com o diálogo, fazendo perguntas como estas: "O que você deseja?" ou "Do que você precisa?".

Ele pode responder "amor" ou "orientação", ponto em que poderá tratá-lo como uma cura emocional. Abra-se para o sentimento de amor e demonstre-o para a área. Continue a fazer a varredura e a respirar como se estivesse travando essa conversação. Muitas vezes, simplesmente conversar com uma área permite que ela se solte e você precise fazer pouco além de continuar a enviar a energia.

Caso a área não responda de modo algum, chegue a um profundo estado de consentimento dentro de si e faça sua pergunta novamente. Por exemplo, perguntarei: "Como posso ajudar você a se soltar ou se abrir?" Eu quase sempre recebo uma resposta. Uma vez que tenha iniciado a conversa, continuo como indiquei anteriormente.

Caso não haja ainda nenhuma resposta, chego a um consentimento maior ainda. Por fim, a área se solta e mudanças acontecem. Lembre-se, nada é perdido enquanto se realiza uma cura e as mudanças podem ocorrer em níveis acima de seu entendimento. Relaxe, consinta, permita que as coisas se desdobrem e divirta-se.

Gosto de pensar no estado ideal de cura, como "adentrar o mistério". Este ocorre quando você está em total sincronidade com a energia. Quando você combina esse estado com uma abertura a todas as possibilidades, coisas incríveis podem acontecer. Isso nos leva ao interior do reino de "tudo que é" ou nos conecta a possibilidades ilimitadas. Esse é um lugar onde a criação é espantosa, e a única restrição é o que o praticante e o cliente estejam dispostos a tocar.

Às vezes, você pode sentir que sai de foco enquanto realiza o Toque Quântico. Inicialmente, você esteve prestando atenção à varredura e à respiração e, em seguida, observou que uma boa quantia de tempo foi gasta e você não se focalizou em varredura-respiração nem no redemoinho dos chacras. Eis quando você está, na verdade, no fluxo. Deleite-se com o fato de que você se entregou até o fluxo. Quando se retirar desse espaço, retorne à varredura-respiração, verifique se o cliente ainda está aceitando energia ou se você chegou a um patamar estável ou a um ponto de parada. Dilate-os se for necessário e, em seguida, retorne à varredura e à respiração. Lembre-se, varredura e respiração formam a pedra angular do trabalho de energia do Toque Quântico. Quando você não mais sentir um fluxo de energia entre você e o cliente, a sessão estará completa.

Para recapitular as etapas de um tratamento até este estágio

1. Comece com a varredura e a respiração.
2. A energia é adequada?
    a. Se for, muito bem.
    b. Se não for, intensifique o cliente.
3. A energia é adequada?
    a. Se for, bom.
    b. Se não for, adentre um consentimento maior.
4. Trabalhe até que tenha a sensação de que a sessão esteja completa.

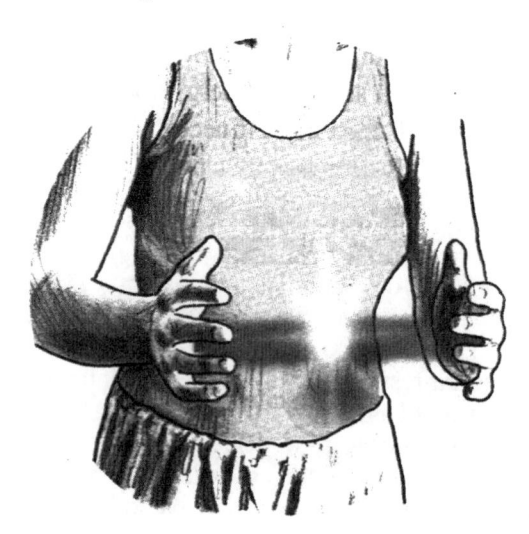

Brincar e aprender nos espaços do chacra

Conforme você faz experiências, permita-se brincar nos espaços do chacra como uma meditação em separado. Isso pode ser feito um após o outro enquanto você estiver realizando a técnica de intensificação para si mesmo ou simplesmente escolhendo um chacra de cada vez para entrar nesse chacra e "estar" com ele. Acima de tudo, aproxime-se deste com um senso de tranquilidade e possibilidade. Perceba que qualquer chacra pode ser visitado e a meditação pode ser feita com quaisquer dos chacras. As etapas listadas a seguir aplicam-se a todos os chacras.

É possível adentrar os chacras conforme você interage com eles. Cada chacra fornece-lhe uma experiência única de energia e ensinará a você algo diferente. Não desejo definir o que cada chacra oferece porque isso limita as experiências disponíveis para você. Lazaris (um dos professores de Richard Gordon) oferece um guia geral do que os primeiros cinco chacras externos representam:

- O oitavo chacra representa as realidades prováveis e o plano astral.
- O nono chacra representa as realidades possíveis, assim como o lar de seu mais alto eu.
- O décimo chacra representa o que é verdadeiramente real, além da ilusão do que vivenciamos.
- O 11º chacra representa a alma e o espírito.
- O 12º chacra representa seu relacionamento pessoal com Deus, o Universo, a Deusa, Tudo Que É, o Grande Espírito, etc.

Entre nos espaços do chacra

Conforme você abordar cada chacra, com frequência parecerá que há uma camada ou uma leve barreira que precisa ou pode ser atravessada. Permita-se atravessá-la. Impulsionar-se contra essa barreira com muita força mental torna o ato mais difícil em vez de tornar mais fácil atravessá-la. Não aja imediatamente e permita-se atravessá-la com calma e "gentilmente", como se estivesse atravessando calmamente uma bolha. Uma abordagem alegre e aberta é o melhor. Interessante o bastante é que, quanto mais alegre e relaxado você estiver, mais fácil é o processo.

Vistos de fora, esses chacras parecem "finitos" ou definidos. Vistos de dentro, descobre-se que são infinitos e sem limites. Quando você estiver no chacra, permita-se olhar ao redor. Pense nesse lugar como uma área de lazer e observe que você pode olhar/sentir em todas as direções. Enquanto você faz isso, pode se permitir viajar e que lhe sejam mostrados todos os tipos de coisas. Algumas dessas experiências são universais, entretanto, muitas vezes, os símbolos que as representam são únicos para cada pessoa. São experiências arquetípicas, mas o Universo com frequência ensina por meio de padrões únicos que somente você, o observador, consegue entender. Eis por que os "quadros" podem ser diferentes para cada indivíduo. Os temas podem ser os mesmos, entretanto, a forma como são representados é, com frequência, diferente. Por exemplo, quando examino o 12º chacra, frequentemente vivencio quantidades grandiosas de luz e tenho uma sensação de mesclar-me com o Universo. Parece haver mais emoção aqui que efeitos visuais. A emoção é, com frequência, predominante e, geralmente, faz com que meus olhos fiquem cheios de lágrimas com seus aspectos impressionantes. Essa é minha experiência pessoal com o 12º chacra. Quando você vivencia o 12º chacra, observa aquilo que você observa. Muitas pessoas relataram vivenciar a luz e a mesclagem, mas as cores são, com frequência, diferentes e com quem e com o que elas interagem podem ser bem diferentes. Encorajo-as a explorarem e aprenderem. Esteja em seu espaço. Não permita que os outros digam que uma maneira é mais correta que a outra. Podemos apenas perceber e vivenciar aquilo que nos permitiremos vivenciar. O desafio é honrar aquela experiência e estar disposto a permitir que esta mude conforme aprendemos e crescemos. Tal como com quase tudo que fazemos, quanto mais praticamos, mais entendemos. Não acredite que será exatamente o mesmo todas as vezes. Estamos no caminho para o autoconhecimento, não para a autolimitação.

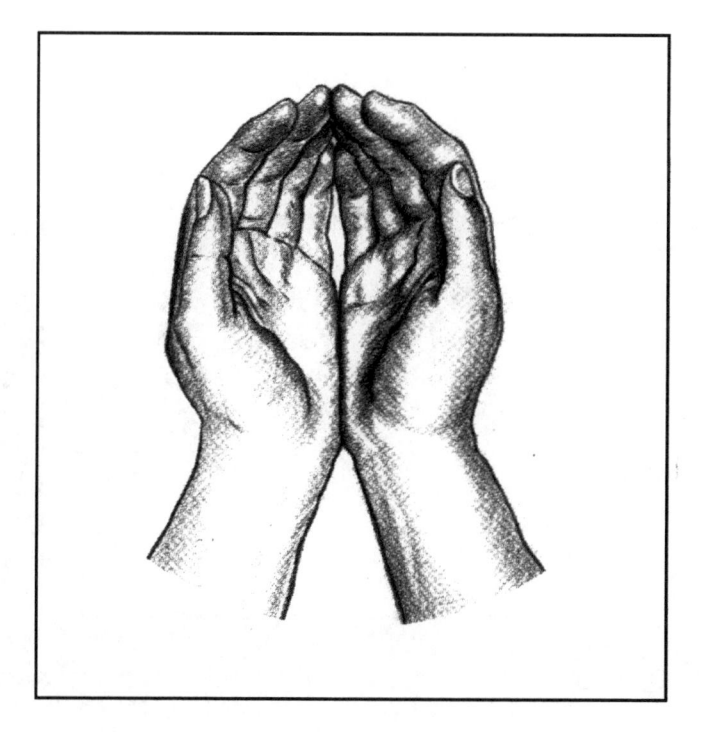

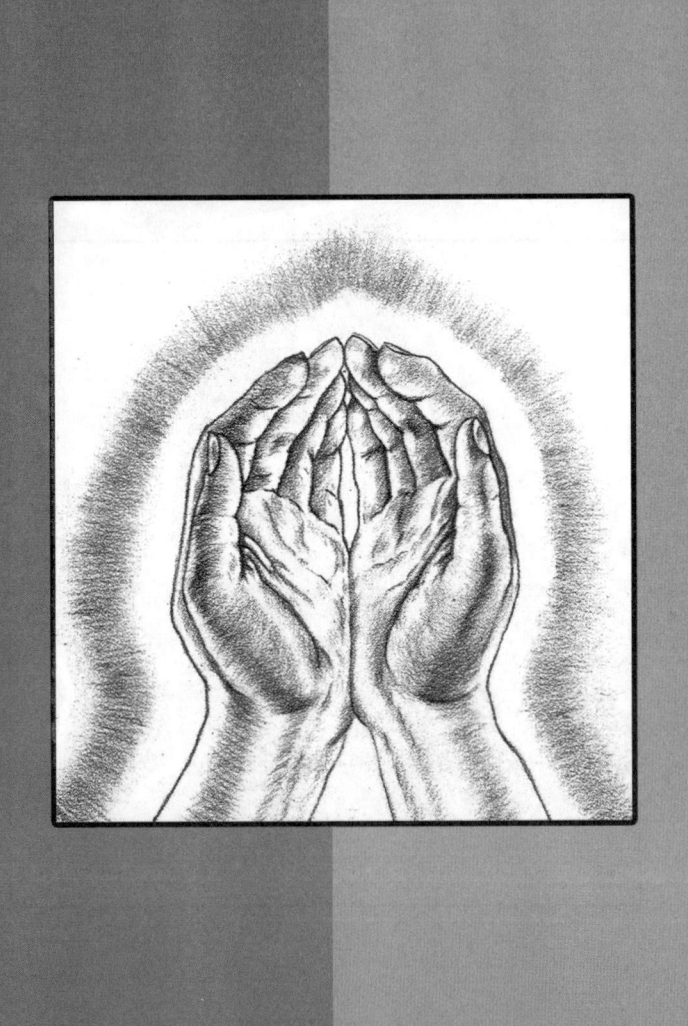

CAPÍTULO 2

A Meditação das 12 Cores: Restabelecimento da Vibração da Saúde

Cores fluem por todas as partes a nosso redor,
Cada qual com sua própria perfeição,
Quando oferecemos desse paladar,
Saúde é manifesta.

Restabelecimento da vibração da saúde

Após muita pesquisa, Mary Derr descobriu um grupo fundamental de cores nas células saudáveis que indica a saúde geral do corpo e bem-estar. Ela estudou bebês dentro do útero e percebeu que um bebê saudável tem 12 cores ou vibrações associadas a seu corpo inteiro dentro de cada célula. Quando essas cores são brilhantes e uniformes, o bebê nasce saudável e, até que as cores comecem a mudar, ele continua saudável. Experiências estressantes ou um ambiente tóxico, no útero ou após o nascimento (seja emocional, físico ou químico), por exemplo, causam reações adversas na paleta de cores do bebê. Embora Mary tenha estudado bebês primeiramente, em virtude de que eles apresentavam os dados mais consistentes, ela chegou à conclusão de que experiências negativas e problemas de saúde afetam as cores de pessoas de todas as idades, manifestando-se como doença e desarmonia primeiro em nossos campos energéticos e, por fim, em nossos corpos. Para neutralizar esses ataques, Mary desenvolveu a meditação das 12 cores, a qual restaura a harmonia e o equilíbrio de nossos corpos físico e emocional, restaurando a integridade das cores fundamentais da boa saúde.

A meditação das 12 cores: o código energético do bem-estar

A meditação das 12 cores é incrivelmente potente e enganosamente simples. É uma ferramenta que se dirige a todos os estados emocionais, físicos, mentais e espirituais simultaneamente. Ela equilibra-os sem a necessidade de palavras, construções filosóficas nem sistemas de crença.

Observação
A meditação das 12 cores também pode ser chamada de a Meditação de Integração entre Corpo-Mente-Espírito [*Mind-Body-Spirit Integration Meditation*] (ou Meditação de Integração MBS), o código energético do bem-estar ou recepção-e-permissão. Utilizarei esses nomes intercambiavelmente.

Quadro de Matização de Cores
©2001 – Toque Quântico

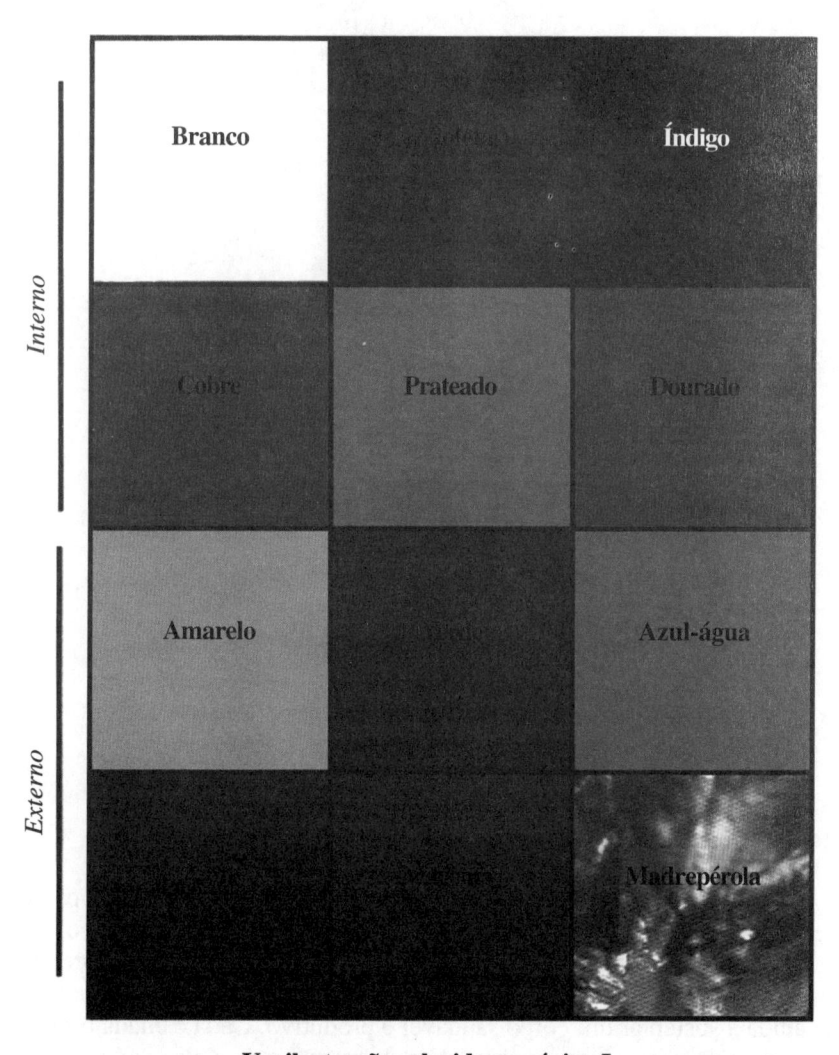

	Branco		Índigo
Interno	Cobre	Prateado	Dourado
Externo	Amarelo		Azul-água
			Madrepérola

Ver ilustração colorida na página I.

Ver ilustração colorida na página II.

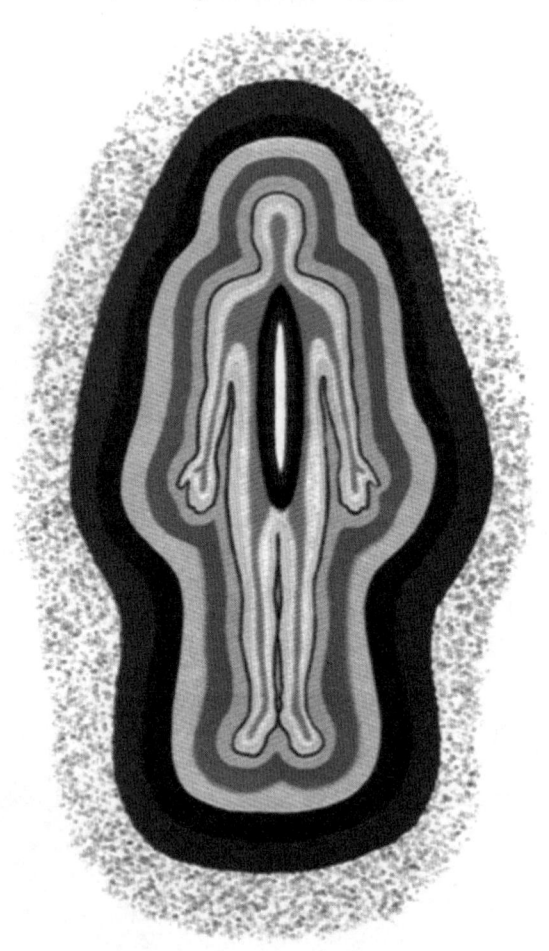

Código energético de bem-estar

Profundamente dentro do corpo humano se encontra uma elipse de energia plena ou composta de luz branca. Há outras camadas de cor que circundam a elipse branca, de forma similar às camadas de uma cebola. Essas cores carregam um código especial ou uma ressonância vibracional que ajuda a sustentar um corpo saudável e produtivo. Cada camada trabalha em harmonia com as outras cores, além de estar ligada a elas parcialmente.

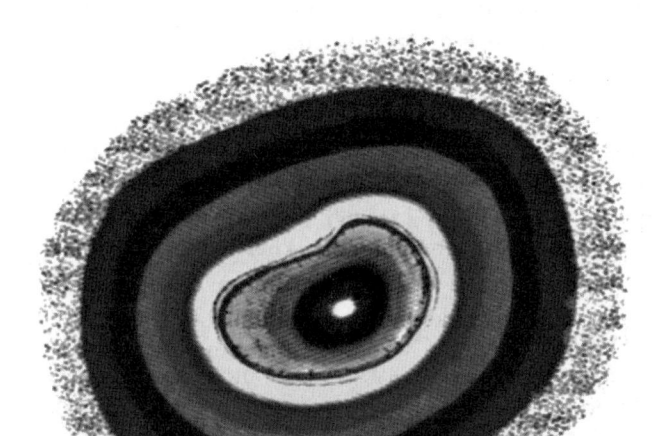

Ver ilustração colorida na página III.

Código energético de uma célula

Uma única célula é um padrão de código microcósmico do corpo e contém os mesmos 12 anéis de cor que o corpo requer. Tal como todo fragmento de um holograma contém uma figura do todo, cada célula contém o mesmo padrão vibracional que o corpo todo.

As seis camadas internas: regentes da função e da manutenção do corpo

1. BRANCO: O centro interno
Branco representa a energia de força vital. Caso não haja branco, não há vida. O branco restaura as células em conjunto com as outras cores.

2. VIOLETA
O violeta carrega a parte de seu ser chamada espírito. Sua cor é vibracionalmente afinada de forma a ajudar você a reconhecer e desenvolver a intuição. Sua intuição é o elo comunicativo com a fonte de toda a vida.

3. ÍNDIGO
Essa cor (ou ressonância) facilita a comunicação entre o espírito e o corpo por meio dos sentidos: visão, toque, audição, olfato e gustação. O índigo ensina a consciência interna do corpo físico e também permite uma comunicação mais profunda

com seu eu intuitivo: audição interna, visão interna, conhecimento interno, etc. Esse é o elo entre os reinos físico e espiritual e ajuda você a fazer uso de sua sabedoria interior para interpretar informações.

4. COBRE METÁLICO
O cobre rege os sistemas neurológico e vasculares dentro de seu corpo.

5. PRATEADO METÁLICO
O prateado rege ossos, dentes, tendões, músculos, cartilagem e unhas.

6. DOURADO METÁLICO
Dourado é o último desses raios vibratórios especiais e rege as funções de todos os órgãos, as glândulas, os tecidos moles, a pele, o cabelo, os olhos, etc.

As cores metálicas formam os blocos de construção básicos do corpo. Esses blocos de construção se comunicam com as partes físicas do corpo, assim como com o DNA. A integridade da comunicação entre a célula funcional e aquilo que a forma (o DNA) deve ser mantida para boa saúde. Cobre, prateado e dourado são as ferramentas de limpeza e de cura da paleta de cores do corpo que, quando ativadas, ajudam o corpo a manter seu equilíbrio inato.

As seis camadas externas: regentes de energização pessoal

7. AMARELO
Amarelo-mostarda é a sétima camada de cor e também a primeira camada de energia que circunda o corpo. O amarelo mantém a vibração do alinhamento interno com aquela que traz a você o mais profundo senso de bem-estar, isto é, o estado em que suas ações se alinham com seus mais altos ideais. Alguns chamam isso de integridade espiritual, o que inclui seu livre-arbítrio e sua abertura para o consentimento. O amarelo ajuda a manter o desejo de viver.

8. VERDE-ESMERALDA
O verde-esmeralda suporta o corpo emocional em questões de amor-próprio, autovalor e autoestima. Ele também ajuda a curar feridas emocionais.

9. AZUL-ÁGUA OU CIANO

O ciano ajuda você a falar sua mais profunda verdade. Ele alinha seus pensamentos com seu coração ou com seu eu emocional e suporta a integridade.

10. AZUL

Esse azul em particular é um azul profundo, delicioso, azul-celeste ou azul-safira. Ele vibra harmonicamente com pensamento criativo: suas ideias, seus "ahas", sua espontaneidade. Esse é o elo entre o cérebro e a mente.

11. MAGENTA

O magenta contém a sabedoria e a compaixão que cercam o amor. Não está limitado ao amor romântico ou familiar, mas é o amor como uma expressão universal. Esse tipo de amor existe simplesmente porque ele é nossa natureza essencial. Ele existe porque você existe, não importando se você o vivencia diretamente ou não.

12. MADREPÉROLA

Essa cor iridescente (similar àquela de uma concha de molusco) é equivalente à coberta protetora com a qual você envolveria um recém-nascido. Essa cor é o campo mais externo do corpo e está em comunicação direta com o âmago de seu ser (a energia de força vital branca). Esse campo é um protetor para seu corpo. Quando ele ressoa completamente, protege o corpo de energias danosas. Por exemplo, madrepérola protege e ajuda no retorno de seu corpo à harmonia após uma queimadura do sol em vez de deixá-lo vulnerável a danos adicionais ou, se você vier a entrar em contato com um ambiente desafiador em termos vibracionais, não é levado para o desequilíbrio.

Restauramos essas 12 cores para uma saúde ideal por meio da prática da meditação das 12 cores.

A meditação das 12 cores: passo a passo

1. Comece com uma inalação.

Em primeiro lugar, diga: "Eu trago à tona [cor específica, por exemplo, branca], energia de força vital"; e, em seguida, inale completamente.

2. Permita-se fazer uma leve exalação.

Solte cerca de 10% de sua respiração, pause e permita que a cor da força vital preencha seu corpo. Essa é a parte de suspensão ou "pausa" da respiração. Certifique-se de que esteja respirando em um ritmo relaxado – não deve haver tensão alguma. Estenda levemente o diafragma para suspender a respiração.

3. **Exale completamente.**
Enquanto estiver exalando, diga o seguinte: "Recebi a energia da força vital da [cor específica]".

4. **Repita as etapas de 1 a 3 para todas as 12 cores.**

A meditação das 12 cores: sutilezas e dicas

Lembre-se de permitir que haja tempo para a integração da mente, do corpo e do espírito. Você nasceu com uma ressonância pura, primal, de todas as 12 cores, mas, em razão da vibração tóxica de nossa sociedade e cultura, muitos de nós perdemos esse equilíbrio da cor. Uma cura de renovação há de ocorrer, e a ressonância harmônica original com a qual nascem todos os seres humanos será restabelecida uma vez que você comece a praticar a meditação das 12 cores. Isso leva algum tempo para ocorrer, entretanto, você, com frequência, observará uma melhoria imediatamente. Estados de saúde mais graves geralmente levam mais tempo para ser alterados, contudo, essa não é uma regra, apenas uma observação. Quanto mais aberto e permissivo estiver, mais rapidamente essas mudanças hão de acontecer.

Na primeira vez em que você realizar essa meditação, tente repetir a mesma cor de quatro a cinco vezes antes de seguir em frente para a próxima, isto é, respire, no Branco, cinco vezes; no Violeta, cinco vezes; no Índigo, cinco vezes, etc. até que tenha alcançado a Madrepérola. Inale, pause, exale e, em seguida, repita o processo com cada uma das cores. Isso fará com que você fique imerso no sentimento das cores, o que proporciona um verdadeiro impulso a elas, tornando a meditação uma experiência muito mais satisfatória. Quando estiver focalizando as cores internas, imagine a cor individual espalhando-se a partir do centro de seu corpo em todo o caminho até a margem externa de seu corpo físico e, caso deseje, um pouco além disso. Observe que o corpo físico não tem nenhum limite negro nem uma "linha traçada a lápis" (como uma figura de um livro infantil para colorir). O limite do corpo é a cor com a qual você o estiver preenchendo, a partir do centro até a margem, além do que a cor vai se desvanecendo. Por exemplo, imagine-se como uma esponja. Fazer entrar cada cor quer dizer que você está gotejando ou fazendo fluir a cor branca (por exemplo) para o interior do centro do corpo, até que o tenha preenchido completamente com branco. A chave aqui é ficar completamente preenchido ou inundado por uma cor em particular (a partir das primeiras seis cores internas) que você estiver usando.

A Meditação das 12 Cores: Restabelecimento da Vibração da Saúde   59

Trabalhar com as cores externas é como ficar deitado em um oceano de cores. A partir desse "oceano", cada cor flui para o interior e é absorvida em todo o caminho para adentrar o centro do corpo. Usando o exemplo da esponja: você é a esponja jogada no "oceano", ou no lago da cor que estiver focalizando (uma das seis cores externas), e absorve a cor a partir de tudo ao seu redor, até que esteja completamente daquela cor.

Ver ilustração colorida na página IV.

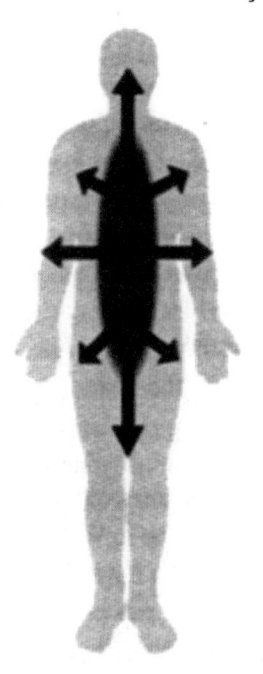

Direção da saturação das cores internas 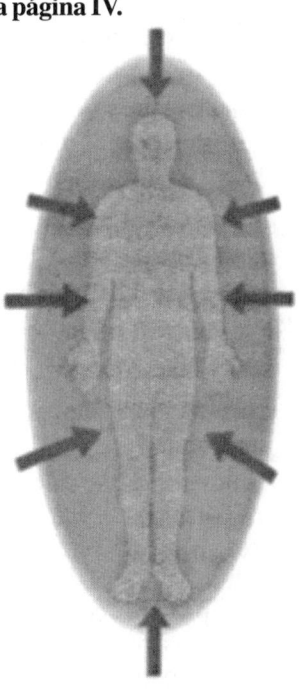   *Direção da saturação das cores externas*

Até que você se sinta confortável com a forma como as cores aparecem, sinta-se livre para manter o quadro de cores por perto. Dessa maneira, se for difícil imaginar a cor, você tem uma referência à mão para consultar enquanto realiza a meditação. Pode até mesmo tocar fisicamente nas cores. Isso o ajuda a conseguir um elo mais forte com as cores, facilitando a integração destas em seu corpo. Quando estiver focalizando as cores metálicas (cobre, prateado, dourado e madrepérola), pode colar com fita no quadro uma moeda de cobre, prateada, dourada ou um item dessas cores, ou, para a madrepérola, utilize uma concha de abalone para tocá-la ou olhar para ela quando for necessário. As peças de metal devem ser bem brilhantes e limpas. Quando imaginar as cores metálicas, imagine-as como uma suspensão coloidal, tal como uma obra de pintura coberta por milhões de "manchas" de cores metálicas. Quando estiver focalizando as outras cores, lembre-se de que são translúcidas, tanto em relação à profundidade como claridade, similares à luz do sol brilhando através de uma janela de vidro colorido ou de um vidro cheio de água colorida.

Às vezes, você terá dificuldade em imaginar algumas das cores. Geralmente, há as cores de que seu corpo mais necessita. Caso isso aconteça, repita as etapas de inalação/pausa/exalação para aquela cor, reiteradas vezes, até que possa visualizá-la ou senti-la, até quatro vezes. Isso faz com que a cor fique ancorada (ou seja, redespertada) a seu campo mais profundamente. O ideal seria que a meditação das cores fosse realizada a cada 12 horas, porque esse é o tempo em que as cores permanecem em seu corpo, uma vez que tenham sido visualizadas. Não dói realizar a meditação mais de duas vezes, entretanto, duas vezes ao dia é o quanto é preciso para manter as cores ativas.

Quando estiver praticando, observe se essa meditação proporciona a você muita energia ou se lhe deixa sonolento. Caso faça com que você acorde, em vez de fazer isso antes de ir se deitar, realize-a duas ou três horas mais cedo. A maioria das pessoas acha que a meditação resulta em uma noite muito boa de sono. Por outro lado, se você não conseguir ficar acordado tempo o suficiente para passar por todas as cores, não se preocupe. Com frequência, as cores de que você precisa hão de torná-lo um tanto quanto sonolento e, dessa forma, você acaba ficando naquela cor durante mais tempo. Caso acorde mais tarde, simplesmente continue a partir de onde parou. Não trabalhe com a mesma cor novamente de imediato, visto que isso, frequentemente, faz com que você caia no sono novamente. Continue com a próxima cor.

Muitas pessoas disseram que, quando acordam no meio da noite, por qualquer motivo que seja, realizar a meditação da cor ajuda-os a voltarem a dormir rapidamente. Algumas pessoas acham que têm sonhos incrivelmente ativos, especialmente quando acabam de começar a trabalhar com a meditação das 12 cores. Conforme o corpo restabelece a harmonia, há, com frequência, muito "trabalho" a ser feito, e uma das maneiras como se vivencia isso é em estado de sonho. Relaxe e aproveite, isso é geralmente temporário e um tanto quanto satisfatório, ainda que um pouco cansativo.

Quando praticamos a meditação das 12 cores, permeamos todas nossas células com essas cores de modo a redespertar a harmonia dentro do eu. É um modo de nos ofertarmos amor matinal e noturno. Isso age como uma introdução, para seu corpo, de como ele deveria ser. Tal como com a maioria das coisas, a prática leva à perfeição. Depois de três semanas de prática, você precisa somente realizar o Aceleramento. O Aceleramento é definido como ignorar a parte de trabalho com a respiração da meditação e focalizar somente nas cores. Diga os nomes das cores em sua devida ordem (cores internas, em seguida, cores externas) em voz alta ou mentalmente para si, por exemplo: "Branco, Violeta, Índigo, Cobre, etc.". Embora o Aceleramento seja suficiente após três semanas de prática da meditação das 12 cores completa, você ainda terá grandes benefícios realizando a meditação por inteiro a cada 12 horas durante toda sua vida.

A meditação das 12 cores: diversão com outros

Observei inúmeras vezes (com um pouco de surpresa!) que a realização do aceleramento para outra pessoa pode causar uma profunda mudança. Certo dia, minha esposa e eu fomos comprar um carro e paramos em um terreno de vendas de automóvel. Quando chegamos, todos os vendedores estavam alinhados em uma fileira, olhando como tubarões à espreita para se alimentarem. Quase não saí de meu carro e olhei para minha esposa, buscando alguma orientação. Não me senti como se estivesse sendo empurrado. Ela deixou para mim a decisão; então, decidi tentar algo. Fiz o Aceleramento para todos os vendedores que eu vi. Mentalmente, administrei todas as cores (a todos eles), utilizando minha intenção e, em seguida, saí do carro. A princípio, ninguém se moveu. De fato, um rapaz curvou-se para a frente, olhou para cima e para baixo na fila e disse: "Estamos todos alinhados como tubarões, não estamos?". Passou-se um momento até que eles se movessem além da linha e, por fim, um deles apareceu, "devorou-nos" e nos afastamos.

O ato de "administrar as cores deles" tirou-os da situação dramática daquilo que estavam fazendo no momento e fez com que nos tratassem como pessoas, em vez de "alvos". É incrível que esse simples ato tenha tido tão profundo efeito. Não somente realizar a meditação das 12 cores permite que aconteça a cura dentro de nós, mas simplesmente nomear as cores, com intenção, a partir de uma verdadeira "oferta" ou "consentimento" de espaço, faz com que os outros sintam uma diferença neles mesmos também. Fiz uso dela para muitas situações diferentes, desde lidar com pessoas rudes até cães latindo, e, contanto que eu esteja em um espaço de "oferta" (não advindo de raiva ou desarmonia), isso funciona um tanto quanto bem.

Pratique a meditação das 12 cores

Se você praticar a meditação duas vezes ao dia (pela manhã e à noite), aumentará constantemente o tempo durante o qual as cores ressoam em seu corpo. Leva de três a quatro dias de prática para fazer com que elas durem 12 horas. Após praticar durante três semanas, você pode simplesmente fazer o "aceleramento" das cores. Isso intensificará as cores e manterá a qualidade da ressonância de que você necessita para sustentar a saúde ideal.

Descobri que essa meditação sempre me ensina coisas novas. O inter-relacionamento das cores é bastante dinâmico e oferece ao praticante, constantemente, novas visões do eu, simplesmente por meio da realização dessa prática duas vezes ao dia. Leva-se apenas cerca de cinco minutos para fazê-la. Uma vez que você tenha atravessado o período inicial de três semanas, tudo que precisa fazer é nomear as cores em ordem para dar continuidade ao processo. Isso mal demora 30 segundos, duas vezes ao dia. A simples realização do exercício do Aceleramento, contudo, não proporciona a mesma expansão sentida quando se realiza a meditação por inteiro. O propósito dessa prática é começar e finalizar seu dia amando-se. Essa é uma parte essencial de sua própria cura pessoal.

Deficiências de cores e seus efeitos

Caso alguma das 12 cores se esgote, as outras 11 cores vibram em uma capacidade diminuída também. Esta é uma lista parcial, mas dá uma ideia geral de como cada cor afeta o corpo físico e emocional.

1. BRANCO

Quando o branco fica diminuído, há muito pouco ou nada das cores externas. Cada camada reforça sua presença em forma física. Caso esteja faltando o branco, o corpo está morto. Uma pessoa que começa a perder branco terá sintomas como: síndrome da fadiga crônica, hemorragia interna, deficiências imunes severas ou simples, anemia ou outras formas debilitantes de problemas de saúde.

2. VIOLETA

Quando o nível de violeta cai, a pessoa pode se sentir perdida, sem um senso de direção ou propósito. As pessoas sentem-se congeladas no momento, incapazes de realizar alguma ação, e perdem a habilidade de escolher. Isso pode manifestar um temor quase histérico, em virtude da falta de direção.

3. ÍNDIGO

Quando a pessoa tem carência de índigo, um dos primeiros sintomas é a incapacidade de imaginar energia dentro do corpo físico. Isso pode fazer com que uma pessoa se torne desatenta em relação a problemas de saúde em seu corpo: mudanças de peso, desenvolvimento de artrite ou qualquer outro problema de saúde. O corpo tem uma maneira de expressar-se quando fica fora de alinhamento ou no momento em que desenvolve uma enfermidade – e essa comunicação fica comprometida quando o índigo está em um nível inferior ao ideal. Caso o índigo esteja muito depauperado, as sensações reais de toque, gosto ou visão podem ser perdidas.

4. COBRE

A falta de cobre manifesta-se na forma de problemas do coração e distúrbios nervosos, incluindo, entre outros:

a. Hipotensão
b. Hipertensão
c. Tiques e convulsões
d. Palpitações no coração
e. Tremedeira no corpo

5. PRATEADO

Escassez de prateado manifesta-se na forma de problemas ósseos e nas articulações, assim como problemas musculares, incluindo, entre outros:

a. Fungos nas unhas
b. Unhas frágeis
c. Dentes que racham ou lascam
d. Junta Temporal-Mandibular (TMJ)
e. Síndrome do Túnel do Carpo
f. Tendinite

6. DOURADO

Falta de dourado apresenta-se como qualquer espécie de disfunção da pele ou orgânica, incluindo, entre outros:

a. Perda de cabelo
b. Eczema
c. Caspa
d. Couro cabeludo oleoso
e. Aumento ou diminuição de peso
f. Retenção de líquidos

7. AMARELO

Quando o amarelo está comprometido, uma pessoa tem um desejo reduzido de viver (isto é, uma pessoa suicida tem um nível baixo de amarelo).

8. VERDE

Uma pessoa que carece do verde, geralmente, terá baixa autoestima. Será difícil para essa pessoa se defender contra ataques ou expressar-se para os outros.

9. **AZUL-ÁGUA OU CIANO**

   A falta de ciano faz com que as pessoas tenham dificuldade em expressar quem elas são. Têm problemas em permanecer verdadeiras à sua identidade interna.

10. **AZUL**

    Quando o azul está diminuído, causa rigidez nos sistemas de crenças das pessoas, assim como rigor na maneira como interagem com os outros. Por exemplo, elas podem ter boas ideias, entretanto, tendem a ser inflexíveis em relação a como as ideias são expressas ou implementadas.

11. **MAGENTA**

    Quando o nível de magenta está baixo, é difícil para essa pessoa agir de uma maneira profundamente amável. O ato de expressar emoções profundas está comprometido, assim como está a aceitação e o reconhecimento do amor profundo vindo de outrem.

12. **MADREPÉROLA**

    Uma falta de madrepérola permite que cada leve vento emocional mudando de direção tire o equilíbrio dessa pessoa. Todos os incidentes e as reações para elas tendem a ser estourados e fora de proporção.

Defeitos de nascença

Defeitos de nascença ocorrem quando um ou ambos os pais sofrem de severa deficiência em algum lugar na roda das cores. Se um ou ambos os pais fizerem uso de álcool ou drogas, o feto pode nascer sem integração mente-corpo-espírito (sem uma roda de cores). Deformidades como um palato fissurado, dedos com membranas, pé torto congênito (PTC), etc. resultam de uma deficiência em uma ou mais das cores essenciais: dourado, prateado e/ou cobre. O básico entendimento das cores e seu relacionamento com o corpo há de se tornar claro, conforme você praticar a meditação da integração MBS (isto é, a meditação das 12 cores).

Uso das cores em sua prática de cura

O uso da meditação das 12 cores em sua prática ensinará a você muito a respeito das habilidades de cura de cores individuais e misturadas. Também é muito útil quando estiver criando novas técnicas próprias. Certifique-se de ter praticado a meditação das 12 cores em algum ponto antes de utilizá-la em seu trabalho de cura. Isso há de ajudá-lo a purificar e estabelecer a qualidade das cores em seu sistema, bem como aumentará seus pontos em termos de eficácia enquanto estiver trabalhando em outras pessoas.

Entenda a cor

Cada um de nós tem uma vibração específica e, para aqueles que veem essa energia vibracional na forma de cor, ela se expressa como um campo de cor dominante. Quando as pessoas realizam trabalhos de cura, tendem a emitir certas cores inconscientemente, como uma expressão de si ou de suas personalidades. Isso explica por que algumas pessoas têm resultados excelentes com determinados tipos de problemas, ao passo que outras, trabalhando na mesma pessoa, parecem ter pouco efeito positivo. Essa "cor" que as pessoas emitem se torna um atributo maior quando elas trabalham em relação a questões que respondem àquela cor específica. Aprendi que certas cores têm um efeito acentuado sobre determinados sistemas no corpo e estas (as cores que as pessoas emitem), com frequência, coincidem com aquelas que Mary Derr observou nas células (isto é, processos diferentes no corpo têm cores diferentes às quais respondem melhor). Se você, conscientemente, faz uso ideal das cores para as células enquanto realiza o trabalho de cura, ajuda o corpo a recuperar seu equilíbrio natural ou seu código energético de bem-estar.

Uso das cores: passo a passo

1. Pergunte aos clientes no que eles desejam que você trabalhe. Coloque suas mãos onde quiser trabalhar e comece fazendo a varredura e respiração. Monitore se você está extraindo ou não o máximo de quantidade de energia através de si. Como está a qualidade de sua varredura-respiração? Observe isso e ajuste conforme for necessário.
2. Escolha uma cor a ser enviada/oferecida a seu cliente.
Por exemplo: caso o cliente deseje que você trabalhe sobre um ombro dolorido, procure pelas cores para o músculo e os ossos, a qual é o prateado. Na prática, você não consegue "enviar" a cor errada; entretanto, quando escolhe a cor certa na qual focalizar, a intensidade de energia aumenta e mudanças acontecem muito mais rapidamente. Permita que suas mãos fiquem relaxadas e continue com sua varredura-respiração básica. Tenha certeza de que tanto você como seu cliente estejam fisicamente muito confortáveis. Lembre-se de que a tensão resulta em um fluxo reduzido de energia.

Dê uma ou duas inspiradas. Como se sente o tecido conforme a energia entra nele? Comece a canalizar o prateado (como no exemplo anteiorior) através de si, como parte de suas varreduras de energia. Há um grande número de maneiras para planejar ou permitir que essa cor passe por você. Minha preferência pessoal é visualizar a cor vindo para cima por meio dos pés, como se estivesse sugando tinta por um canudinho, até o topo da cabeça e depois, abaixo, passando pelos braços e mãos com a exalação. Certifique-se de que permita a liberação da cor no interior do tecido. Isso pode parecer óbvio, mas você deve sempre estar ciente de como a energia se movimenta. Você não tem de ficar extremamente focalizado nisso, verifique consigo, periodicamente, para ver como está seguindo o fluxo. Caso haja uma sensação "densa" em suas mãos, quer dizer que você está permitindo que a energia fique acumulada nelas. Relaxe e concentre-se na liberação da energia, isso geralmente faz com que as coisas fiquem desobstruídas (por exemplo, imagine suas mãos como grandes janelas com reentrâncias que permitem que a energia flua através delas como a luz em um dia ensolarado).

3. A energia é adequada?

Se for, ótimo; caso não seja, realize a técnica de Intensificação no cliente. Observe se a energia é ou não adequada: se for, maravilha; caso não seja, entre em um senso maior de consentimento.

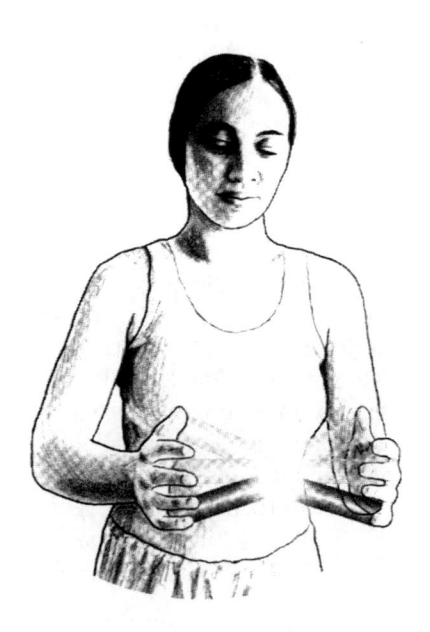

Geralmente, se a energia não for adequada nesse ponto, isso ocorre em razão de um foco mais suave. Um exemplo de um foco mais suave (ou um senso maior de consentimento) é o seguinte: a sensação de uma brisa gentil de uma bela manhã de primavera ou a sensação tátil de uma pétala de flor. O foco mais suave deve ocorrer nesse ponto em que a energia se encontra, como se algo "vivesse" naquele espaço, de modo a obter os resultados mais rápidos. Você está oferecendo aquele "algo", a energia sem reservas. Como é a sensação de entrar em total aceitação e compartilhar aquele sentimento com outra pessoa? Isso é compartilhar sem reservas. Isso não somente permite que a energia que você oferece seja totalmente aceita; é como oferecer um dom que nunca se acaba. Também é como utilizar um fole para bombear o ar: quanto mais você bombear o fole, mais ar flui através dele para ventilar as chamas.

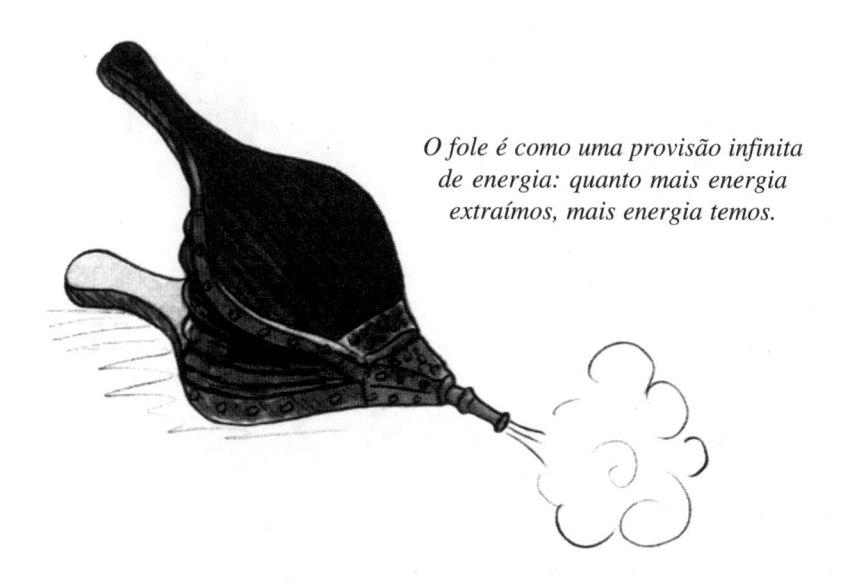

O fole é como uma provisão infinita de energia: quanto mais energia extraímos, mais energia temos.

Esta citação do *Tao Te Ching* de Lao Tsé é mais apropriada:

O Tao é como um fole:
ele é vazio, ainda que infinitamente capaz.
Quanto mais você o usa, mais ele produz;
quanto mais você fala dele, menos entende.

Agarre-se ao centro.

Uma maneira mais clara de descrever "agarre-se ao centro" é "resida no âmago de seu ser". Esse pode ser um sentimento real, tátil ou imaginado – e todos esses sentimentos são eficazes. A prática de "residir em seu âmago" ou "adentrar o mistério" leva a um consentimento cada vez maior. Encontrar seu âmago e aprender como residir nele faz parte do caminho do autoconhecimento. Uma das traduções para Qi é "teoria da informação". Isso quer dizer que todas as vibrações ou todos os aspectos do Universo carregam informações. O Universo está perfeitamente disposto a ensinar, contanto que estejamos perfeitamente dispostos a ouvir. Essa é uma jornada infinita de exploração que acabamos de começar.

Conforme você caminhar mais e mais profundamente em direção a um estado de consentimento, é muito importante lembrar-se de manter a respiração e a varredura. Embora seja divertido e instigante entrar nesses estados alterados quando estiver realizando o trabalho de cura, são a varredura e a respiração que nos impedem de captar energias desequilibradas dos outros. Também é o que faz (ou nos permite fazer) com que extraiamos energia de além de nós, em vez de extrairmos tal energia de nosso interior, utilizando, dessa forma, a energia do Universo em vez da nossa. Esse é o dom do Toque Quântico.

No que diz respeito ao uso das cores, ouça sua intuição. Frequentemente, você precisa aplicar mais de uma cor para liberar a tensão do tecido para o qual você envia energia. Em nosso exemplo, você envia o prateado ao ombro do cliente. Você pode também sentir intuitivamente que o cliente precisa de azul, magenta ou, talvez, amarelo, em combinação com o prateado. Quando a combinação estiver correta, a energia entrará muito suavemente. O cliente, antes que as cores tenham sido adicionadas, pode ter sentido alguma dor/resistência em relação ao fluxo da energia. Logo que você descobrir a combinação correta, o cliente se sentirá mais confortável que resistente.

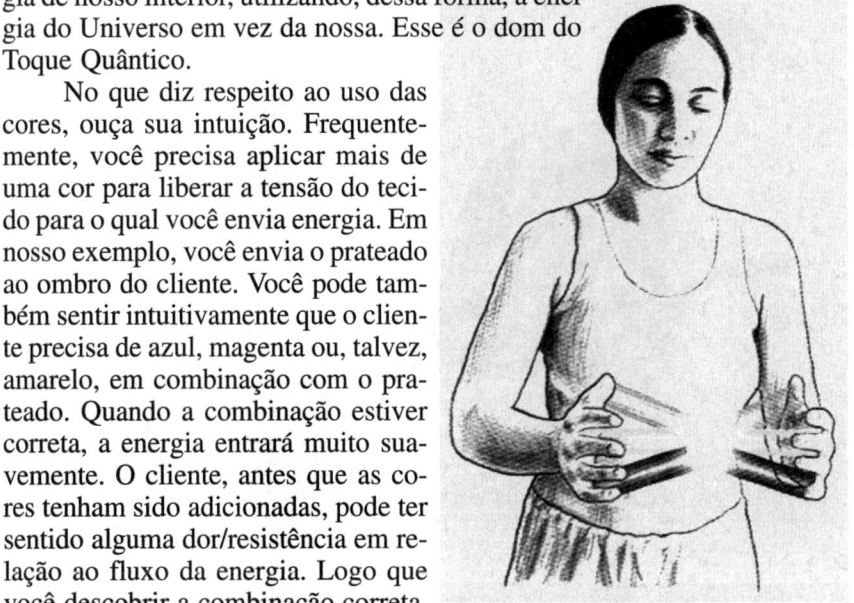

Ver ilustração colorida na página V.

Conforme você praticar a adição de outras cores, envie-as através de pistolas ou tubos, sendo que cada tubo carrega uma cor específica. Não visualize mais de três cores de uma só vez.

Cada parte da sua mão envia uma cor específica, e todas as três (caso você tenha escolhido três cores) saem de cada mão de forma tal que estas se misturam no ponto em que você deseja que a energia se encontre.

Visualize isso e sua intenção fará com que assim seja. Lembre-se de que a energia segue o pensamento. Por exemplo, cada uma de suas palmas pode enviar o prateado, e a área onde os dedos encontram a palma envia o azul, assim como as pontas dos dedos enviam o magenta. Pode parecer um pouco estranho no começo, mas, uma vez que você consiga que qualquer uma das cores esteja fluindo, não mais precisa manter essas cores nos olhos de sua mente. Na verdade, você está colocando o padrão em movimento e, em seguida, voltando a focalizar a respiração e a varredura, tal como fez com a parte de Intensificação do trabalho. Coloque-o em movimento, esqueça-se dele e faça a seguinte pergunta-chave a si mesmo: "A energia é adequada?"

Conforme você realiza seu trabalho de cura, com frequência esta ocorre em um piscar de olhos e o cliente simplesmente se sente melhor. Estamos sempre enviando a energia até um ponto específico. É como acender uma espoleta em uma bombinha: tudo se expande (muda) a partir desse ponto, e o cliente, com frequência, há de sentir a energia em todo seu ombro ou, talvez, em todo seu corpo. Eis como você sabe se a energia está realmente adequada, se a cura está sendo profunda e se a transformação do tecido está devidamente focalizada.

Lembre-se de não enfatizar além da conta a energia no ponto em que você deseja que esta se encontre. Isso limita aonde ela pode ir e como chegar lá. O estado ideal é fazer com que seja adequada e deixá-la livre. Essa experiência é muito similar ao oferecimento de um presente, você o dá ao receptor e, em seguida, este faz o que desejar com ele. Ofereça a energia até o ponto e, depois, observe os resultados com um senso de possibilidade, isso proporciona a você um resultado dinâmico.

Como sempre, quando não mais tiver um senso de energia fluindo para dentro, terá finalizado a sessão.

A meditação das 12 cores: benefícios pessoais

Conforme você praticar a meditação de integração MBS, mudará a si mesmo em muitos níveis. Dará início a um maravilhoso processo que lhe permitirá experimentar coisas únicas e satisfatórias:

Uma abertura para toda a abundância:

Isso tem início imediatamente quando você pratica a meditação das 12 cores. À medida que a pratique em você ou a ofereça a outra pessoa, estará desenvolvendo o "consentimento e recebimento" de Tudo Que É, o que contém abundância ilimitada.

Beleza física:

Conforme praticar a meditação das 12 cores, esta há de permitir que o alinhamento de sua forma física fique relaxado e transforme-se na forma devida. Na verdade, um abrandamento de seu corpo ocorre, permitindo que a "luz verdadeira" ou a força vital de seu ser venha à tona e apresente sua beleza verdadeira. Essa meditação cria uma integração harmônica das 12 cores, a qual é muito importante para a cura e o alinhamento de tudo que você sabe que forma seu ser. Isso não tem nada a ver com mudança de tamanho de seu nariz nem com suas orelhas ficando recuadas, mas sim diz respeito à expressão do verdadeiro eu de seu "ser". Você mostra seu verdadeiro eu quando os outros olham para você e veem seu equilíbrio integrado e a alegria ou o amor do qual você é composto, em vez de apenas sua casca física. Fique aberto para as possibilidades, pois é um verdadeiro prazer vivenciar essas mudanças.

Considerações finais sobre o uso das cores

Como sempre, permita-se brincar com essas técnicas a partir de uma disposição mental de "vamos experimentar". Fazer uso das cores uma de cada vez ou como um grupo é uma maneira de combinar o Toque Quântico e a cor. Você pode descobrir outras maneiras que falem mais facilmente a você para fazer isso. Permita-se brincar com isso, de modo que possamos dar continuidade ao caminho em direção à descoberta. Se achar que brincar com as cores não é algo que venha facilmente até você, não se preocupe; simplificaremos a necessidade de "saber" as cores, exatas muito em breve. É importante brincar com as cores porque, a longo prazo, isso ensina a você modificar e vivenciar a energia em um nível muito diferente e profundo. Descobri que o entendimento do que cada cor faz e de como o corpo do cliente responde mediante o recebimento de uma cor é algo de valor inestimável em minhas sessões com os clientes. Encorajo você a experimentar também, de modo que aprenda flexibilidade e um senso real de entendimento à medida que mesclar essas técnicas com sua prática do Toque Quântico.

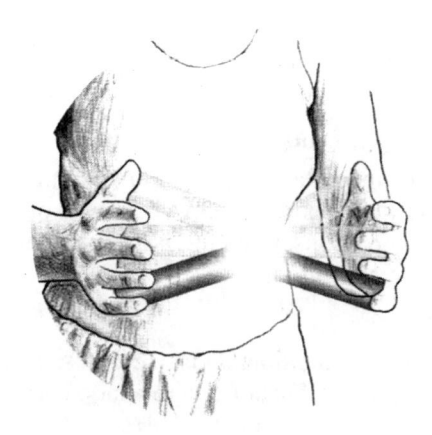

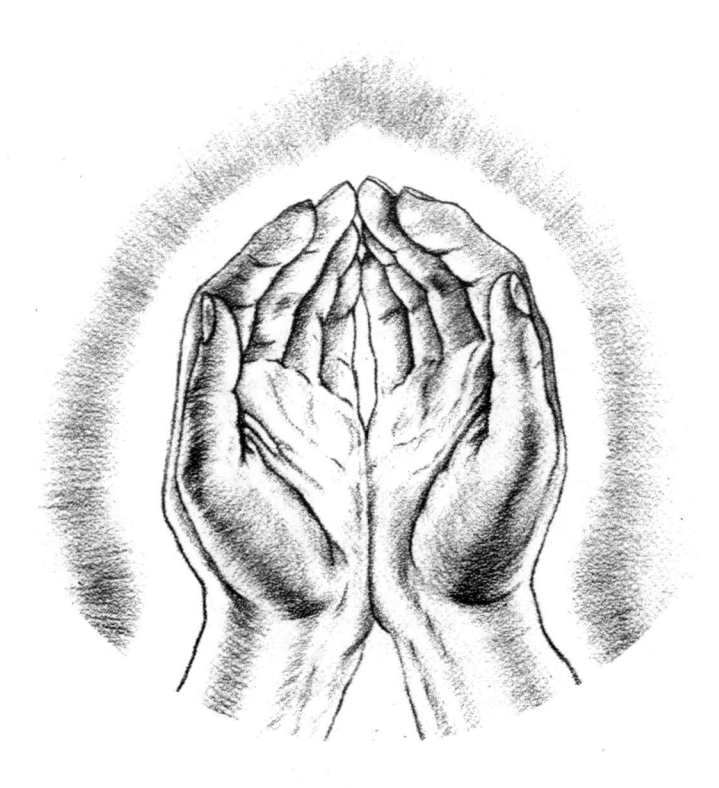

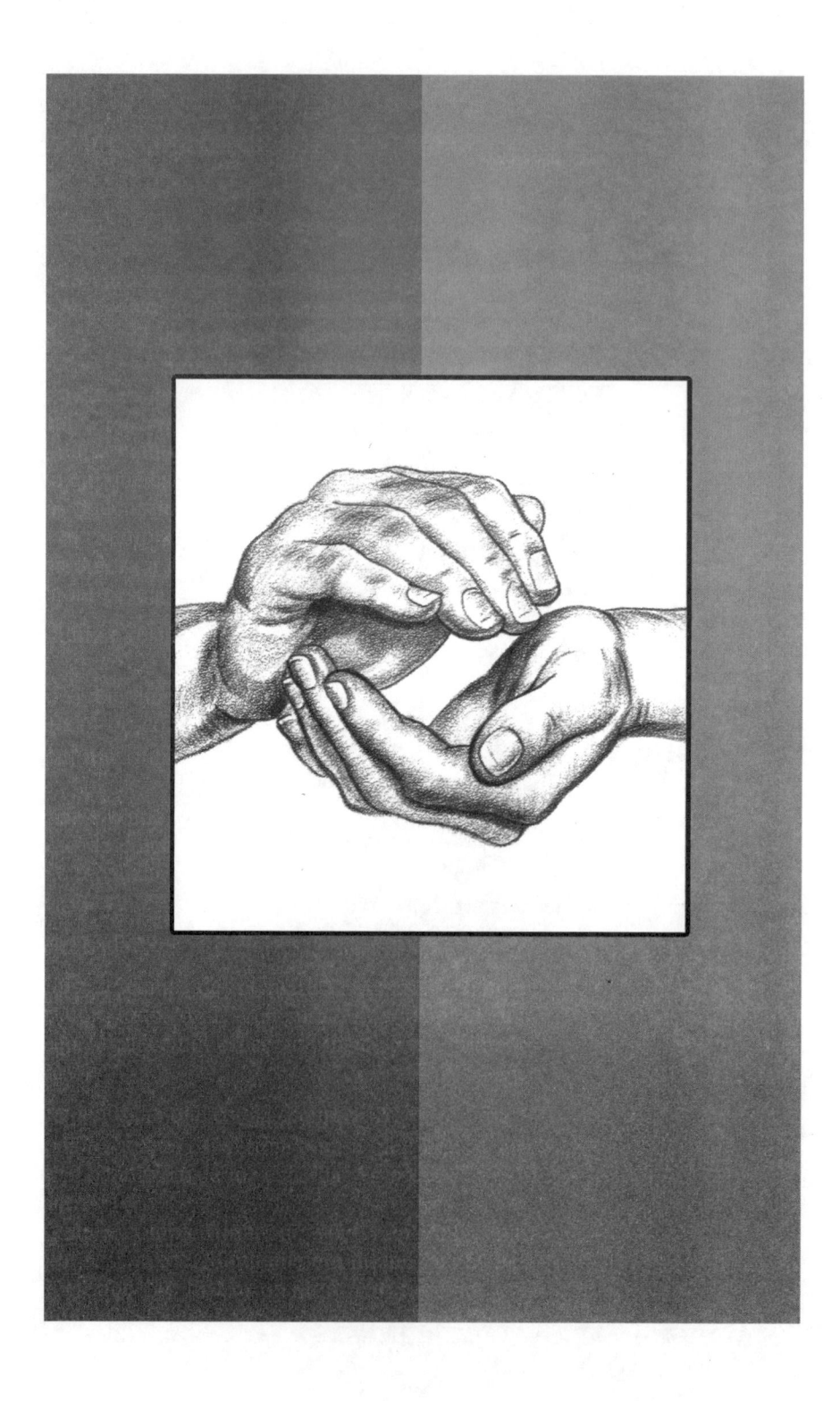

Capítulo 3

U-NAN e a Bandagem de Luz Elástica

*Simplicidade com forma,
Equilíbrio com facilidade,
Conexão visando à completude.*

Ver ilustração colorida na página VI.

O Padrão U-NAN

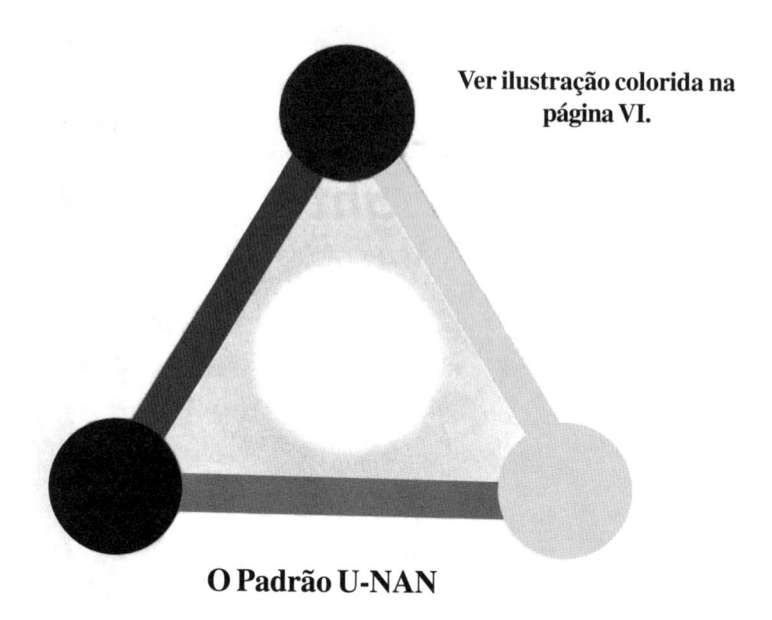

Ao manter o foco do QT na simplicidade, o seguinte é um método com base no padrão que não somente há de transformar suas sessões de cura, como também eliminará o trabalho de adivinhação de ter de escolher as cores mais eficazes ou a combinação de cores a serem utilizadas para seu cliente.

U-NAN – O padrão celular universal primário

Quando primeiramente fui apresentado ao conceito do padrão U-NAN, fiquei um pouco surpreso porque este sugeria que eu teria de usar uma construção de modo a aumentar o fluxo de energia. Com alguma preocupação, comecei a transferir a energia no padrão U-NAN e descobri que o fluxo de energia era intensificado e quase adquiria uma vida própria. Achei-o simples, meditativo e centralizador, todas as coisas que eu buscava para permitir e criar um senso de possibilidade. Agora, fazer uso do padrão U-NAN é tão automático que, com metade de uma respiração, estou transferindo energia com resultados mais profundos e com maior facilidade.

De onde veio isso?

Mary Derr (ver prefácio para obter mais informações sobre Mary) acessou estas informações a partir da Terra quando estava em profunda cura do planeta. Ela descobriu que não somente a Terra tinha uma linguagem verbal, como também tinha um padrão ou uma linguagem escrita. O padrão U-NAN (ver figura) é uma expressão da linguagem escrita.

O padrão U-NAN

O U-NAN (pronunciado UU-NAAN) vem do Universo, mas também faz parte da vibração da Terra. Foi dito a Mary que este era um padrão celular primário universal ou o bloco básico de construção da matéria. O propósito do padrão U-NAN é o de reconfigurar as energias do corpo para que fiquem em seu nível funcional devido. Este é um padrão de cura. U-NAN literalmente quer dizer "tornar completo", "unificar", "unidade", "unicidade". A utilização do padrão U-NAN é mais poderosa quando também se usa seu som, seja imaginando-o em sua cabeça ou expressando-o em voz alta na forma de um tom. Não é necessário utilizar a palavra U-NAN quando estiver fazendo uso do padrão U-NAN como um foco; contudo, descobrimos que a utilização de um "mantra" interno (um dizer repetitivo ou um som repetitivo) em combinação com o padrão em si faz com que surja um fluxo de energia muito maior no interior do tecido com o qual você estiver trabalhando. Se você não gosta da palavra U-NAN, utilize "totalidade" ou "unidade" ou alguma outra tradução de "tornar uno" que pareça ter um efeito igual até onde a força da cura for. No entanto, parece que sons compostos por duas palavras em vez de uma ou três têm um efeito mais forte. Por exemplo, "tornar completo" parece ter um fluxo de energia mais forte do que "completo", uma palavra, ou "criar uma unidade", três palavras. Experimente você mesmo e observe os resultados. A vantagem de curar o corpo com a meditação de integração mente-corpo-espírito (ou a meditação das 12 cores) e o padrão U-NAN é que eles transformam energias desequilibradas e curam o corpo em um nível muito profundo.

Muitas abordagens alopáticas (medicina-padrão ocidental) atacam as partes doentes ou desequilibradas do corpo removendo o tecido e, em seguida, incitam o corpo a regenerar-se a partir de uma condição de saúde enfraquecida. Caso você utilize o padrão U-NAN e entoe "OO-NAAN", as células serão transformadas e retornarão a um estado saudável como se nunca tivessem ficado prejudicadas.

Como o padrão é formado

Quando você olha para o padrão U-NAN, vê um triângulo que parece tetraédrico (similar a uma pirâmide de três lados).

A forma triangular das linhas do U-NAN representam as cores internas do corpo: Cobre, Dourado e Prateado, as cores do bloco de construção básico da forma física (vide explicação das cores na seção sobre a Meditação das 12 Cores). As esferas que conectam as linhas representam as três cores externas primárias: Magenta, Amarelo e Azul. Essas três cores equilibram e curam tanto a parte emocional como mental de nosso ser ou podem ser facilmente combinadas para fazer isso. No centro do padrão está uma esfera Branca. Essa é a energia de Força Vital que reside no âmago de toda vida.

O padrão tem forma triangular por ser esta a mais estável das formas disponíveis. A ordem verdadeira das linhas e das esferas é irrelevante, exceto pela colocação da esfera branca no centro. Um desenho do padrão U-NAN apenas demonstra como ele se parece, mas não é totalmente preciso. Um desenho é estático ou imóvel, ao passo que o padrão, U-NAN é dinâmico. As esferas podem ser dispostas em qualquer ordem, assim como as linhas.

Quando a energia é enviada ao interior de um padrão como um todo, elas (as esferas e as varas da estrutura do U-NAN) começam a mover-se, fluir e mesclar-se umas com as outras, emitindo qualquer cor que seja necessária. O tamanho do padrão U-NAN ou o número de padrões varia conforme você envia energia através dele. (Caso você veja energia, observará que, quando esta é enviada ao interior do padrão U-NAN, com frequência uma cor é enfatizada mais que outra, ou até mesmo duas ou três cores. Não se preocupe com isso. É simplesmente interessante observar o que acontece.)

Tão maravilhosos quanto sejam nossos resultados com as cores, para muitos é difícil saber qual cor ou combinação de cores deveria ser utilizadas. O padrão U-NAN e o som da palavra "U-NAN" simplificam essa questão para nós imensamente, removendo todo o trabalho de adivinhação. Não mais temos de nos preocupar com relação à cor que enviamos ao cliente. O padrão U-NAN, em combinação com o "OO-NAAN", seleciona a melhor cor para o tecido. O praticante pode ainda ajustar o modelo U-NAN para realizar uma cura única para cada cliente. Isso quer dizer que, se você, intuitivamente, sentir que seu cliente precisa de cor ou cores "extra(s)", faça a bolha de U-NAN, coloque as cores necessárias na bolha, ponha-a em movimento e esqueça-se dela. Isso satisfaz os pressentimentos intuitivos que algumas pessoas têm e permite que o padrão U-NAN faça o que ele faz de melhor, que é prover continuamente as cores de que o cliente precisa.

Quando você olha para o padrão U-NAN, percebe que ele opera em mais de três dimensões e é independente de espaço e tempo. Quando você olha para a forma triangular em um plano, esta também existe em todos os outros ao mesmo tempo (às vezes, é como um simples tetraedro; em outras, tem terminação dupla ou se expande em padrões similares a correntes, ou faz réplicas de si mesma). Quando você envia energia para dentro desse padrão, ele age de modos não usuais. Às vezes, ele gira; por vezes, fica maior ou, algumas vezes, encolhe. Também pode existir em quantidade ilimitada simultaneamente.

A prática: passo a passo

*** **Observação:** Tal como com todas as técnicas, a respiração no Toque Quântico é a pedra angular deste trabalho.

1. Comece com a respiração-padrão do Toque Quântico.
2. Realize o Aceleramento (nomeie as 12 cores para si) para o cliente. Essa é uma etapa importante, porque prepara o cliente para utilizar completamente o padrão U-NAN.
3. Escolha um ponto em que você deseja que a energia se encontre no interior da estrutura com a qual está trabalhando (joelho, cotovelo, ombro, etc.). Imagine o padrão U-NAN naquele ponto. O ato de visualizar o U-NAN dentro do tecido o coloca lá. Focalize a energia onde você colocou o padrão U-NAN.
4. Continue fazendo a varredura e a respiração.
5. Utilize seu pensamento ou sua intenção consciente para manter a ressonância do U-NAN enquanto repete "oo-naan" (para si, e não em voz alta).
6. Verifique se a energia atravessa o padrão U-NAN até o centro deste. A energia é adequada? Caso seja, vá até a Etapa 7; se não for:
    a. use a técnica de intensificação no cliente. A energia é adequada? Caso não seja:
        i. Mude a maneira como você envia a energia: alcance um espaço mais permissivo e, em seguida, continue com sua varredura-respiração.
        ii. Certifique-se de que seu corpo esteja relaxado e que sua intenção não seja forçada, mas sim suave, relaxada, confiante e verdadeira. A energia flui mais facilmente através de uma estrutura física e mental relaxada.
7. Caso você "siga" a dor do cliente e esta acabe por levá-lo a um novo local, não há necessidade de repetir as 12 cores de

cura para o cliente, entretanto, precisará escolher um novo ponto focal energético. Quando fizer isso, deve também colocar um novo padrão U-NAN nesse novo centro, de forma a obter o máximo de benefício da energia que direciona. Toda vez que for para uma nova área, coloque o padrão U-NAN no novo ponto de encontro energético. Continue repetindo o som "oo-naan" a cada varredura-inspiração.

Dicas sobre o uso do padrão U-NAN

Quando desejamos fazer uso do padrão U-NAN, é necessário realizar o Aceleramento para o cliente em primeiro lugar. Nomear as cores "desperta" uma ressonância de cura no cliente. A ressonância permanece ativa durante cerca de uma hora a uma hora e meia. Esse "despertar" faz com que o cliente apresente respostas mais profundamente quando você utilizar o padrão U-NAN.

1. Quando estiver fazendo uso do padrão U-NAN, simplesmente o visualize dentro do tecido ao qual deseja enviar energia.

    a. Não é importante que você visualize o padrão U-NAN em cores. Quase sempre o vejo em preto-e-branco e funciona muito bem.
    b. Não há necessidade de focalizar-se na visualização do padrão dentro do tecido continuamente. Na verdade, é melhor não fazer isso. Uma vez que você tenha posicionado o padrão U-NAN, tire seu foco dele e diga "oo-naan" para si mesmo. O tom e o padrão têm uma ressonância ligada: repetir "oo-naan" reforça o padrão sem que tenha de visualizá-lo.

2. Envie a energia através do padrão até o centro deste. Sua meta é que a energia fique adequada. Você descobrirá que o U-NAN aumenta a intensidade do fluxo de energia até a área em que o padrão for colocado.
3. Continue a fazer a varredura e a inspirar. Isso é crucial para o relaxamento e a tranquilidade. Ofereça a energia e divirta-se. Tenha seu foco na repetição de "oo-naan", o que se torna automático depois de um período de tempo muito curto.

Quando os praticantes começam pela primeira vez com o uso do padrão, há, geralmente, uma abertura maior do fluxo energético (como uma mangueira que pode ter produzido um fluxo médio de água e, de repente, produz mais uma rajada de água). Até que eles estejam acostumados com essa abertura, podem sentir uma grande quantidade de calor (ou um aumento surpreendente da saída de energia, porém percebem o fluxo de energia). A cura também ocorre muito mais rapidamente. Em geral, conforme você utilizar o padrão U-NAN, sentirá um senso maior, progressivamente, de tranquilidade em relação ao fluxo de energia. O calor pode ser menos óbvio, conforme você ficar mais confortável com esse nível de oferta da energia. Há uma interação dinâmica com o som "oonaan", e o padrão em si e a entoação (seja vocal ou subvocal) realmente têm um efeito dinâmico sobre essa parte do trabalho (veja a seguir). A chave aqui é realmente se permitir brincar. Ficar extremamente preocupado com a forma com que as coisas se assemelham ou como estão interagindo simplesmente não é algo útil. Dê início ao processo, siga as etapas anteriores e pergunte a seu cliente se observa alguma diferença notável na maneira como experimenta a energia. Alguns clientes, é claro, não sentirão nenhuma mudança; entretanto, muitos hão de descobrir que seu senso de energia viajando através de todo o corpo é quase imediato, e o senso de tranquilidade ou de relaxamento também fica ampliado. Quanto mais relaxado você e o cliente estiverem, mais fácil fica para a energia realizar seu trabalho.

Na mais extensa extremidade do consentimento, estão os estados de unidade com "aquele que é". Alguns o chamam de "ponto de quietude", "Amor" ou um "estado de Graça". Descobri que esses estados são ilimitados. Quanto mais longe você entrar, mais além pode ir. Agarre-se ao centro, transcenda tempo, espaço e limitação e simplesmente "seja". Entro nesse tipo de estado com frequência. Utilizo cada sessão como uma meditação pessoal tanto quanto uma oferta de cura. U-NAN é outra ferramenta que pode ajudar a direcioná-lo até esses estados mágicos, de forma similar a uma mandala. Em diferentes momentos, estou mais "no clima" do que em outros, porém nunca me preocupo com isso, visto que todas as experiências compõem um processo – apenas deixo que este se desdobre.

Entoação

A entoação é um método que utiliza som, audível ou imaginado, de modo a produzir uma vibração de cura. Para maximizar a eficácia de um tom, imagine que a fonte do som esteja na ponta em que a energia se encontra, tal como fizemos com o padrão U-NAN.

A entoação é uma prática de "consentimento" que:

a. faz com que a energia fique adequada e se encontre no local destinado com maior facilidade;

b. inspira uma quantidade dinâmica de mudanças;

c. estimula uma mudança muito profunda em termos de energia, e (em minha experiência)

d. permite que eu interaja com a área em um nível muito mais profundo.

Prefiro fazer a entoação em voz alta por ser esta uma experiência muito profunda para mim e é uma grande alegria fazer uso dela. Não faço a entoação para a sessão toda; apenas intermitentemente quando sinto a necessidade de ir mais além no tecido ou caso as mudanças sejam lentas.

Escolha dos tons

Observei que os tons com maior altura tendem a afetar pontos nas partes superiores do corpo e que tons mais baixos tendem a afetar as partes inferiores no corpo. Você escolhe um tom experimentando com diferentes alturas (dos sons) até que uma delas produza uma resposta vibratória do corpo do cliente. Essa vibração pode ser sentida em suas mãos quando você tiver encontrado a altura correta. Por exemplo, se estiver trabalhando com a cabeça de um cliente, provavelmente um tom mais alto há de funcionar. Tento articular um som alto de zumbido ou um tom mais aberto (um tom "aberto" ou "claro" é feito com a boca aberta como se estivesse cantando uma música em oposição à produção de um zumbido) e, gradualmente, deslizo escala abaixo até que encontre um tom que faz com que minhas mãos vibrem. Uma vez que eu sinta essa "vibração", continuo a entoar aquele som, quando estou exalando, até que a área pareça muito aberta ou completa.

Há muitos sons diferentes que você pode utilizar. O som vocal ou audível não tem de ser U-NAN: eu posso entoar ou dizer "U-NAN" a mim mesmo de modo inaudível, entretanto utilizar um tom diferente audivelmente, ou farei tom dual. Gosto de fazer tom dual porque isso produz um harmônico que parece funcionar ainda mais profundamente. Brinque com essas ideias. Não é importante que soe "bom"; entretanto, o som deve causar uma vibração na área em que a energia deveria se encontrar. Não se esqueça de divertir-se.

Caso trabalhe com um cliente e esteja em um local em que não seja apropriado fazer barulho, você pode fazer a entoação subvocalmente, o que produzirá resultados muito similares. Certifique-se de que a fonte do tom seja o ponto em que desejar que a energia se encontre. Muitos acham que a entoação subvocal é cerca de 90% tão eficaz quanto a entoação audível.

Descobri que cerca de 70% dos clientes com os quais trabalho amam meu modo de trabalhar com a entoação. Cerca de 20% das pessoas não acham a entoação nem boa nem ruim e cerca de 10% realmente a detestam. Sempre peço permissão ao cliente antes de fazer o trabalho com a entoação. Se ele apresentar alguma objeção, posso fazer a entoação subvocalmente e ter um efeito muito similar. O conforto do cliente é o aspecto mais importante desse processo.

Faça experimentações com o padrão U-NAN

Eis aqui alguns exemplos de como brincar com o padrão U-NAN e vivenciá-lo:

1. Enquanto fizer a varredura e respirar, busque ou sinta as cadeias do padrão U-NAN. Estas cadeias parecem interligadas, padrões duplicados empilhados um sobre o outro, muito similar a uma cadeia de DNA. Enquanto se formam, estas "cadeias" se unem através de todo o corpo, disseminando o processo de cura. Quando todas as seções forem contínuas por todo o corpo, a cura está realizada.

2. Algumas pessoas visualizam o padrão U-NAN em cada uma das palmas de sua mão, de forma que a energia passe através do padrão ou seja influenciada por este quando é enviada. Eles ainda colocam o padrão U-NAN no lugar em que a energia se encontra, mas sentem que têm resultados ainda mais dinâmicos quando fazem com que as palmas "codifiquem" a energia à medida que ela deixa suas mãos. Eles sentem que estão "duplicando" a energia enquanto ela sai ao fazerem isso.

3. Outros sugeriram colocar o padrão U-NAN em cada célula e enviar a energia até que haja conexões através de toda a área machucada.

4. Alguns praticantes gostam de, conscientemente, "fazer girar" ou "criar um vórtice" com o padrão U-NAN enquanto enviam a energia para a área. Relatam resultados muito satisfatórios.

Há um número ilimitado de possibilidades de como utilizar o padrão U-NAN. Permita-se brincar enquanto faz o experimento com isso. É parte da evolução do trabalho, desfrute-o!

A bandagem de luz elástica

De modo geral, as mudanças a partir do trabalho de cura com o Toque Quântico têm continuidade por um período de dois a três dias. Queríamos uma técnica que continuasse a causar mudanças na pessoa durante um período mais longo de tempo e descobrimos que uma "bandagem de luz elástica" alcança esse objetivo. A bandagem tende a duplicar a duração do período de cura pós-sessão. Isso quer dizer que o tecido continua a transformar-se durante cerca de quatro a seis dias. Quando a bandagem tiver completado seu trabalho, ela será absorvida pelo tecido.

Como utilizar a bandagem de luz elástica

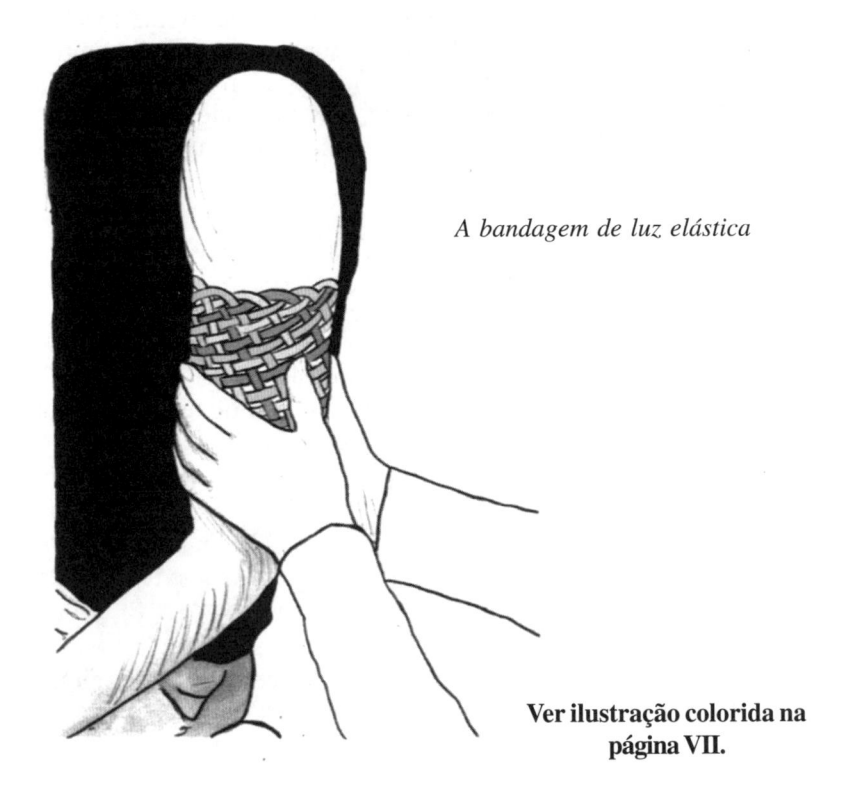

A bandagem de luz elástica

Ver ilustração colorida na página VII.

*** **Observação:** Essa técnica é diferente do Toque Quântico regular em que você não tem de tocar no corpo da pessoa quando a estiver aplicando: o praticante direciona a energia para dentro do corpo e ao redor deste, em vez de tocar nele.

1. Imagine um pedaço de tecido flexível, similar àquele de uma meia, ou um pedaço de pano com uma onda expansível que se entrelaça confortavelmente. Você pode imaginá-lo como uma bandagem energética "única". A malha entrelaçada é composta das cores dos blocos básicos de construção: Cobre, Prateado e Dourado. Essa bandagem de luz elástica cobre a área do corpo em que você mantém o padrão U-NAN, de forma a maximizar o efeito de cura naquela área, tornando-o mais longo e afetando o tecido em um nível mais profundo. Você pode envolver a área de modo interno, externo ou pode fazer ambos. Visualize a área envolta nesse padrão entrelaçado e, em seguida, "envolva-a firmemente" ou aperte a bandagem, mas não muito.

   Dica: As partes flexíveis do corpo, como um cotovelo, devem ser envoltas mais livremente, de modo a permitir maior movimento. Um disco ou uma vértebra, todavia, não é muito flexível; portanto, envolva-o(a) um tanto quanto firmemente, acima e abaixo do local da lesão. Isso proporciona um suporte adicionado a uma área enfraquecida. A mesma regra aplica-se aos ossos quebrados.

O procedimento passo a passo

Trabalho de preparação: Em primeiro lugar, complete a parte de cura do trabalho.

1. Cerque a área em que estiver trabalhando com uma matriz ou uma tecedura de cobre, prateado e dourado.
2. Envolva a bandagem de luz elástica ao redor daquela área. Isso pode ser feito movendo suas mãos de uma maneira que implique envolvimento ou deixando suas mãos na parte do corpo em que estiver trabalhando e utilizando sua intenção; "veja-o" como envolto.
3. "Envolva-o"! Visualize mentalmente a área da bandagem transformar-se de soltamente dobrada para arrumada confortavelmente, ou ajustada na forma correta.

Dica: Ocasionalmente, experimentei envolver a área firmemente, quase "embalando-a a vácuo". Isso não parece ajudar e algumas pessoas me disseram que a área parece ficar restrita.

Envolva a área como você faria com uma bandagem especial, de modo que fique confortavelmente ajustada e pareça "simplesmente correta" (não apertada o bastante para esmagar nem solta o suficiente para cair).

De quatro a seis dias, quando a área com a qual você estiver trabalhando houver absorvido o tanto de mudança quanto for possível, o próprio envoltório ficará absorvido pelo tecido. Quando você envolve uma área, a bandagem pode ser colocada dentro da parte do corpo na qual você estiver trabalhando, isto é, dentro de um órgão através de todas suas válvulas. A bandagem vai aonde você quiser que ela vá, esteja envolta ao redor de uma parte específica dentro do órgão ou o envolvendo como um todo. O objetivo da bandagem é o de proporcionar apoio adicional ao trabalho de cura que você acabou de realizar. Ela permanece com a parte com a qual você trabalhou até que tenha proporcionado a quantidade máxima de cura disponível, em seguida é absorvida para o interior daqueles tecidos. Por isso, não há necessidade de se preocupar com o fato de deixá-la no local durante muito tempo.

É realmente muito maravilhoso quão bem isso funciona. Antes de aprender essa técnica, eu tinha um cliente que costumava me chamar três dias depois de eu haver trabalhado nele, dizendo que tudo havia sido estabilizado e que se sentia ótimo. Depois que comecei a fazer uso da bandagem de luz elástica, ele costumava me chamar no sexto dia após um tratamento, dizendo que a área em que trabalhamos parecia ter parado de se transformar e agora estava boa. Algumas pessoas notaram que o envoltório dura muito mais para elas, entretanto, a média é de quatro a seis dias.

A incorporação do U-NAN e da bandagem em sua sessão de cura

1. Faça a varredura e respiração.
2. Nomeie as 12 cores para o cliente.
3. Coloque o padrão U-NAN no ponto em que você deseja que a energia se encontre.
4. Deixe-o no lugar e esqueça-se dele. A energia é adequada?

    a. Se a resposta for afirmativa, continue a oferecer a energia; caso não seja:
    b. Faça a intensificação do cliente. A energia é adequada? Caso seja, bom; se não for – alcance um nível mais alto de consentimento.

5. Uma vez que o cliente tenha embarcado no nível da energia de cura, envolva a parte com a qual você está trabalhando com a bandagem de luz elástica e terá terminado a sessão.

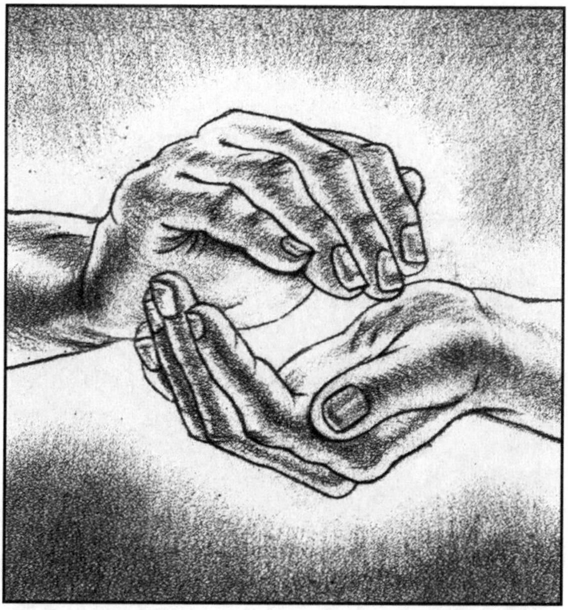

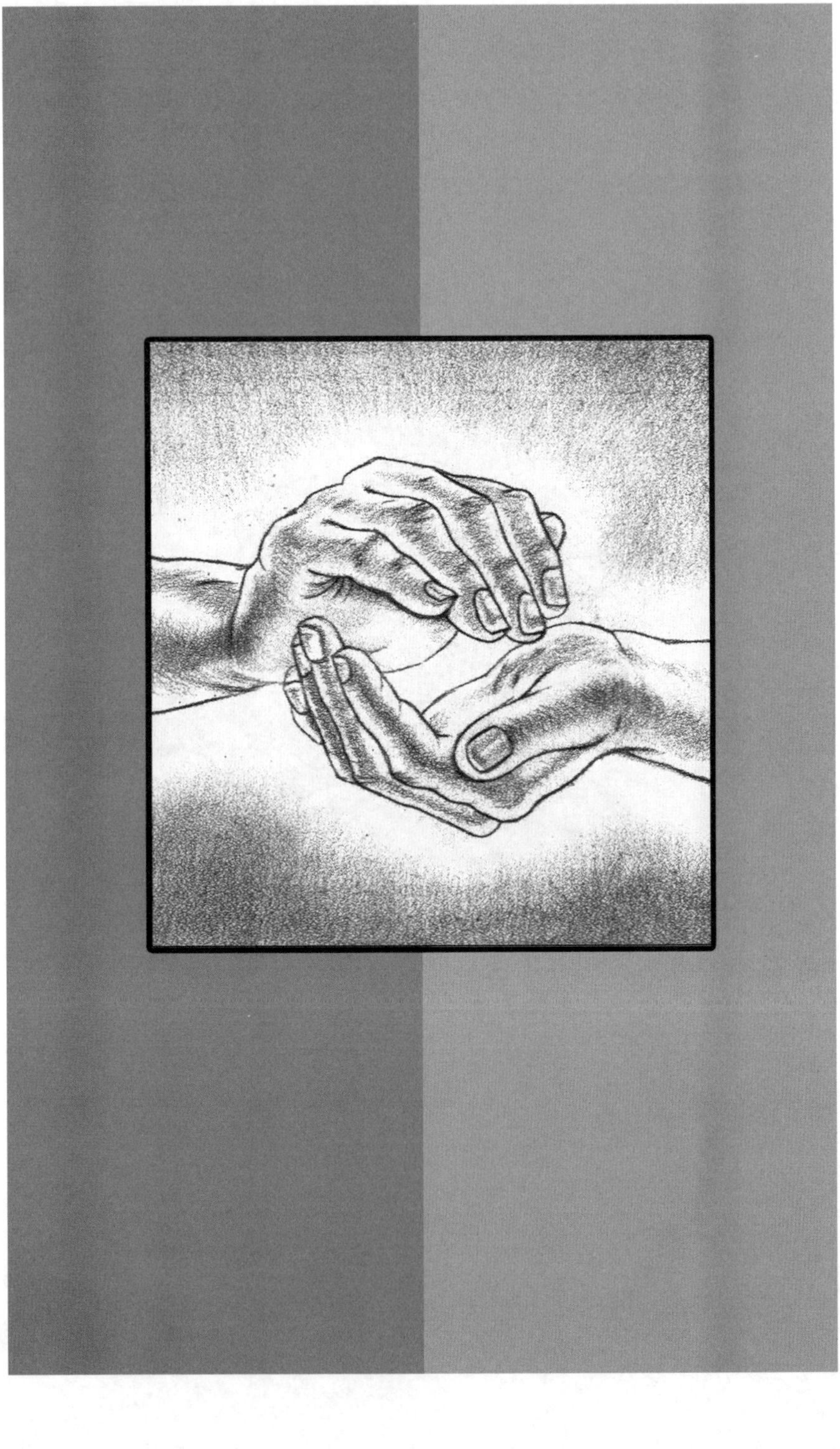

CAPÍTULO 4

Técnicas com o Uso do Padrão U-NAN

*Emoções, em sua base,
Conduzem-nos até a origem de
Nós mesmos.*

A próxima etapa: técnicas específicas para problemas específicos

Dica: O padrão U-NAN por si é tudo de que você precisa para 90% (ou mais) de seu trabalho de sessão de cura.

Trabalhando de modo geral: benefícios da prática do U-NAN e das técnicas da bandagem de luz elástica

Você pode adaptar o padrão U-NAN, de modo a maximizar sua eficácia, quando estiver trabalhando em áreas gerais. Uma área geral é um "espaço" dentro do corpo: a área do peito ou do estômago em vez de um órgão específico ou de uma parte específica do corpo. É o local onde você coloca sua mão que define essa "região". Imagine/crie uma bolha de energia para enviá-la a essas regiões. A bolha age como um recipiente energético que retém as coisas dentro dele e a seu redor, tal como um domo de neve. Por exemplo: imagine a Torre Eiffel em uma bola de vidro cheia de água e "flocos de neve", mas imagine, em vez disso, que a Torre Eiffel é substituída pelo padrão U-NAN e a "neve" é agora de qualquer cor que desejar. Pode haver até duas cores dentro da bolha e, uma vez que você decida quais são as cores necessárias para a cura completa, estas não mudarão. Se dourado e azul forem as escolhidas, os "flocos" dentro da bolha serão sempre dourados e azuis (elas não se mesclarão em uma cor única).

Você pode também escolher outra cor para circundar a bolha. Imagine que essa cor circundante reluza como uma coroa. Tal como com as técnicas avançadas, uma vez que você crie a imagem, coloque-a no lugar e esqueça-se dela. O corpo do cliente manterá a assinatura energética para você. Tal como o padrão U-NAN é o ponto focal para a energia enviada por você, o padrão U-NAN "em bolha" é o ponto focal no qual todo o trabalho energético deve ser focalizado. Lembre-se de deixá-lo no lugar e esqueça-se dele. Volte para a varredura e a respiração e diga U-NAN para si, ou em voz alta, como desejar.

Certifique-se de verificar de tempos em tempos se a energia está adequada. Isso é algo que faço durante toda uma sessão de cura. Tornou-se tão automático que não penso conscientemente nisso, mas sempre existe uma pergunta pairando no segundo plano.

Permita-se experimentar, aprender e/ou criar novos métodos para si mesmo. Todos aprendemos por meio da experiência. Seja alegre e esteja consciente, pois quem sabe o que o Universo proporcionará a você?

Técnicas adicionais com o uso do padrão U-NAN e a bandagem de luz elástica

Cura a distância

Não há necessidade de ajustar os processos que você já aprendeu, quando fizer o trabalho de cura a distância. O telefone é um modo excelente de trabalhar, pelo fato de que ele lhe apresenta um retorno imediato. O trabalho da sessão também pode ser feito por meio de um bate-papo *on-line* na Internet. Ambos os métodos apresentam um retorno em tempo real, embora, quando você trabalha *on-line,* não consiga medir as alternâncias de energia de seu cliente muito bem ou, pelo menos, não tão facilmente, especialmente no momento em que estiver realizando um trabalho de cura emocional (essas mudanças podem manifestar-se na forma de uma alteração no tom de voz, como um exemplo claro).

Quando estiver fazendo cura a distância, simplesmente mantenha a imagem da pessoa com a qual deseja trabalhar entre suas mãos:

1. Comece com a varredura e respiração e observe como a energia é aceita.
2. Realize a técnica do Aceleramento e, em seguida, coloque o padrão U-NAN ao redor do corpo inteiro da pessoa.
3. Permita-se relaxar em um ritmo de respiração que seja bom para você.
4. Siga as mesmas etapas, como se a pessoa estivesse fisicamente presente. Gosto de colocar também o padrão U-NAN na área em que desejo focalizar, como, por exemplo, um pé ou um cotovelo. Envie a energia.

   a. A energia é adequada?

   – Caso não seja, use a técnica de intensificação para o cliente e crie um turbilhão com todos os 12 chacras. A energia é adequada? – Caso não seja, alcance um espaço de maior consentimento e envie a energia.

5. Continue com o tratamento até que esteja completo.
6. Envolva a pessoa toda ou a área específica com a qual você está trabalhando com a bandagem de luz elástica. Agora você terminou o tratamento.

Dica: O tratamento estará completo quando você não mais sentir formigamento nem calor em suas mãos. Mantenha em mente que as pessoas têm diversas sensações que lhe dizem quando o tratamento está completo (não apenas limitadas a formigamento ou sensação de calor).

Os sinais que você recebe quando uma sessão prática está terminada são idênticos àqueles que recebe quando sua sessão de cura a distância está terminada.

Perda ou ganho de peso

Em minha opinião, a necessidade das pessoas de serem tão magras quanto uma modelo é provavelmente uma das coisas mais ridículas que existem e são perpetradas para o público (em relação à imagem pessoal e à saúde). Portanto, não é de surpreender que o desequilíbrio envolvido com perda ou ganho de peso seja, com frequência, emocional. Algumas pessoas se impõem uma dieta de fome, ao passo que outras se entopem de comida por um grande número de motivos. Como um praticante, você não tem de saber por que há um desequilíbrio emocional, mas precisa abordar as emoções de modo a fazer com que o corpo se transforme para um estado mais saudável. Isso pode ser tratado com o uso da técnica de transformação das feridas emocionais (consulte a próxima seção) antes de realizar a técnica a seguir, a qual tem como foco apenas o equilíbrio do sistema digestivo para obtenção de eficácia. Idealmente, você pode dividir a sessão em duas partes, conforme se fizer necessário, realizando o trabalho emocional em primeiro lugar e, em seguida, o trabalho geral, como é explicado aqui:

Posicione suas mãos de forma que uma delas esteja centrada na área abdominal na parte frontal do corpo e a outra esteja nas costas da pessoa (alinhada com a mão que estiver na frente), criando um efeito de sanduíche. Quando estiver aplicando essa técnica em si mesmo, coloque ambas as mãos sobre a região do estômago (não coloque uma das mãos sobre a outra) usando o método da triangulação e, em seguida, envie a energia.

1. Comece com a varredura e respiração, encontrando um ritmo que funcione para você.
2. Verifique para ver se a energia é adequada.
3. Nomeie as 12 cores para o cliente (ou para si).
4. Coloque o padrão U-NAN na região do estômago e do sistema digestivo. Certifique-se de escolher pelo menos um ponto para o padrão U-NAN (este será o local onde a energia se encontrará).
5. Circunde o padrão U-NAN com uma bolha. Coloque as cores Cobre e Dourado dentro da bolha (há apenas duas cores envolvidas nessa técnica) dizendo "U-NAN" ("tornar completo") para si.
6. Utilize todas as etapas anteriores, conforme se fizer necessário, para atingir um nível ideal de energia, isto é, a Técnica da Intensificação, mais consentimento, etc.
7. Faça o trabalho com a energia até sentir que está completo.

Conforme seu corpo atingir harmonia, você não mais se sentirá impulsionado por influências externas para preencher um "vazio" (real ou imaginado). A partir dessa perspectiva, seu corpo sente-se "completo" e essa "completude" permite que este atinja seu peso "apropriado". Essa técnica funciona, igualmente, tanto para ganho como perda de peso, porque é projetada para levar você de volta ao equilíbrio. Conversei com várias pessoas que utilizaram essa técnica com sucesso para ambos os estados.

Caso um cliente venha até mim em virtude de preocupações com o peso, especialmente se for um caso grave, marco sessões para ele ou ela de duas a três vezes na primeira semana, ou seja, duas vezes por semana nas semanas seguintes e, depois, uma vez por semana, durante mais umas poucas semanas. Em seguida, reduzo gradualmente a frequência das visitas até que as metas tenham sido atingidas.

Quando aplicá-la em si mesmo, use essa técnica durante cinco a dez minutos de cada vez, antes de uma refeição e antes de comer um lanche. Faça isso até uma hora e meia antes de comer.

Uma aluna tentou fazê-la durante um intervalo de aula em um restaurante. Ela não era especificamente pesada, entretanto, ela realmente desejava ser "mais leve". Ela utilizou a técnica em si durante cinco minutos antes de dar uma olhada no menu e, em seguida, fez o pedido. Reportou que pediu comida de uma maneira completamente diferente daquela que normalmente usaria durante uma aula, isto é, ela teria pedido algo muito inapropriado para alguém que desejava mudar seu peso (porque esse era um evento "especial"). Em vez disso, ela pediu o que sabia lhe fazer bem em vez do tipo de comida mais "excessiva". Isso, a aluna afirmou, não estava decidido de forma consciente, foi simplesmente o que pareceu certo para ela naquela refeição.

Da perspectiva de ganho de peso, eu tinha um aluno que estava extremamente abaixo do peso e também com uma dieta muito restritiva, que a maioria das pessoas consideraria o motivo pelo qual ele era tão magro. Visto que ele não estava disposto a mudar a dieta, estava em perda em relação ao que fazer, de modo que começamos com a técnica de Perda/Ganho de peso para ele mesmo antes das refeições. Cerca de seis meses mais tarde, vi-o novamente. As mudanças eram notáveis no que se referia ao fato de que ele havia ganhado cerca de sete quilos e parecia estar na média para seu peso e altura. Quase não o reconheci porque ele parecia tão diferente.

Perceba que o propósito da técnica de Perda/Ganho de peso é o de fazer com que o processo digestivo seja mais eficiente: afetando positivamente a digestão e a absorção de nutrientes, bem como a distribuição desses nutrientes por todo o seu sistema. Quando isso ocorre, você fica satisfeito com o que comeu e seu sistema digestivo torna-se mais saudável. A menos que haja um componente emocional latente, seu corpo adquirirá um peso equilibrado. É claro que, conforme foi declarado anteriormente, se houver problemas emocionais, realize a técnica de transformação das feridas emocionais em conjunto com essa técnica (consulte a próxima seção).

Ocasionalmente, problemas surgem quando estiver trabalhando em si mesmo, especialmente com esse método. De maneira surpreendente, questões a respeito de ser válido ou não para você passar por mudanças ou de ser bom o bastante para aceitar a chegada de mudanças surgem. São questões importantes quando estiver discutindo sobre peso. É também a principal razão pela qual o trabalho emocional precisa acompanhar esse processo.

Permita-se brincar enquanto realiza esse trabalho. Se oferecesse energia a um cliente que precisa dela, você não limitaria o que seria oferecido. O mesmo é válido para você. Ofereça a energia a si e deleite-se com o fato de que esse é um ato de amor e bondade dado sem reservas. É um verdadeiro dom do Universo para você.

Transformação de feridas emocionais

Com frequência, descobri que, quando um problema físico não é curado, uma questão emocional está inibindo o processo. O uso da técnica de transformação de feridas emocionais, com frequência, liberará a carga que o tecido retém e, a partir daí, a cura pode acontecer. Encontre as cores específicas para questões emocionais e consulte a meditação das 12 cores, a qual indica que Amarelo, Verde e Azul-água (por exemplo) são especificamente orientadas para a cura emocional.

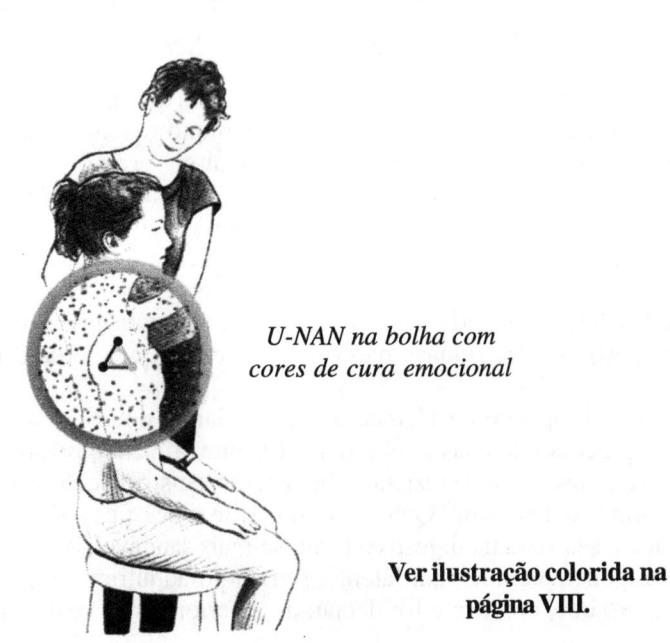

U-NAN na bolha com cores de cura emocional

Ver ilustração colorida na página VIII.

Transformação de feridas emocionais: passo a passo

1. Faça um sanduíche no peito do cliente (na frente e atrás), colocando as palmas sobre o centro do peito (o centro do peito de uma pessoa está logo abaixo da junta do esterno).
   a. Comece com a respiração-padrão do Toque Quântico e envie energia à área. (Faça a varredura e a respiração utilizando uma contagem de 4-4 para obter algumas informações energéticas a respeito da área.)
2. Realize o Aceleramento (nomeie as 12 cores em voz alta ou para si) para o cliente.
3. Visualize o padrão U-NAN no centro da área.
   a. Circunde mentalmente o padrão U-NAN com uma bolha límpida. Dentro da bolha estão as cores Amarelo e Verde. (Lembre-se de que elas permanecem Amarelo e Verde; elas não se tornam um "mingau" verde-amarelado.)
   b. Circunde a parte de fora da bolha com a cor Azul-água (Ciano). Uma vez que esteja colocada dentro da área, você não precisa mais ter o foco em como se parece. Simplesmente volte à sua varredura-respiração e envie a energia dizendo "U-NAN" a si mesmo.
4. A energia é adequada?
   a. Caso não seja, utilize a técnica da intensificação no cliente. Caso seja, continue com sua varredura-respiração. Caso não seja:
   b. alcance um maior nível de consentimento. Caso isso não funcione:
   c. intensifique a si mesmo também (certifique-se de criar um turbilhão no cliente e em si ao mesmo tempo). Se a energia ainda não estiver adequada, essa é mais uma questão de consentimento em vez de ser na verdade um problema com a intensidade de energia. Esforce-se para obter maior consentimento, isso sempre há de servir para você.
5. Retorne a qualquer padrão de respiração que seja apropriado para você.
6. Quando o processo inteiro estiver completo, embrulhe a região inteira com a bandagem de luz elástica. Nesse exemplo, toda a região do peito está envolta em uma mescla de Cobre, Prateado e Dourado.

*** **Observação:** Se o cliente disser que a energia está se movendo para um outro lugar no corpo (ou caso sinta tensão ou dor no pescoço, por exemplo), mova suas mãos para aquele novo lugar.

Transformação de feridas emocionais: uma visão rápida

1. Trabalhe na área do peito e coloque o padrão U-NAN dentro desta.
2. Envolva o padrão U-NAN com uma bolha. Encha a bolha com Amarelo (permitindo ação correta) e Verde-esmeralda (apoio emocional do eu, autovalor, amor-próprio, etc.). Circunde a bolha com Azul-água (alinhamento de pensamentos e emoções).
3. Dê uma inspirada 4-4 para trazer e reter a energia. Permita que essas energias se movam e alternem-se conforme se fizer necessário. Continue com a respiração e mantenha essa técnica de três a cinco minutos pelo menos (até duas horas) e, em seguida, envolva toda a parte frontal e posterior do peito com o amor e o apoio incorporados pela bandagem de luz elástica de Prateado, Dourado e Cobre.

Experiências com a utilização desse processo

Muitos Praticantes do Toque Quântico e eu descobrimos que essa técnica causa uma liberação emocional ou faz com que a(s) emoção(ões) se transformem. Originalmente, chamamos essa técnica de "Cura de Feridas Emocionais", pelo fato de que sentimos que a maioria das pessoas teria muita liberação emocional e catártica. Na prática, notamos que as pessoas eram capazes de livrar-se do trauma associado a um evento específico e seguir em frente, sem uma reação catártica, na maioria das vezes. Cerca de 30% das pessoas ainda tinham experiências em que choravam ou as quais eram viscerais, mas muitas diziam que simplesmente se sentiam em paz e confortáveis com as experiências que as haviam aborrecido anteriormente.

Lembre-se de que não é necessário saber com qual emoção a pessoa deseja trabalhar. Ao trabalhar na região do peito, você começará a facilitar o processo de liberação do que precisa ser liberado. Lembre-se de perguntar regularmente ao cliente como ele se sente e o que está observando dentro de si.

Começamos na região do peito por ser o local onde residem as emoções; entretanto, se a dor se mover para outra área, mova-se com ela. Não é necessário realizar o Aceleramento novamente para o cliente quando você se mover para outra área, mas se faz necessário visualizar uma vez mais o padrão U-NAN circundado por uma bolha (com as cores Amarelo e Verde do lado de dentro e Azul-água do lado de fora). Essa etapa centraliza você na nova área, assim como ajuda a manter o foco necessário para afetar o tecido no nível emocional. Caso o cliente perceba que a dor migrou de lugar, não se mova para uma nova área sem esperar duas ou três inspirações para ver se a dor está simplesmente em uma fase transitória, a menos que o cliente mova suas mãos de lugar. É possível que a dor deixe o local após algumas inspiradas; entretanto, caso isso não aconteça, pergunte ao cliente se é apropriado ou não que você se mova para uma nova área.

O uso do retorno do cliente é sempre uma excelente maneira de tomar uma decisão. Você não tem de ser onisciente. Tal como com todo trabalho de cura, continue direcionando a energia até que não esteja mais sentindo mudanças no corpo de seu cliente. Se não houver nenhuma mudança, teste a energia para ver se você alcançou um nível estável. Geralmente, crio um turbilhão com os chacras do cliente (a técnica da intensificação) ou uso o sopro de fogo para ver se qualquer energia extra pode ser aceita. O máximo de tempo para se trabalhar com a técnica de transformação de feridas emocionais é cerca de duas horas. Depois desse ponto, o cliente precisa de tempo para processar a energia. Ele sempre pode voltar no dia seguinte, se for necessário, para dar continuidade ao trabalho. Entretanto, é importante que o cliente sinta que ele ou ela está em um local estável e confortável com o fim da sessão. Lembre-se de que o cliente define o processo de desabrochamento.

Quando estiver claro que a sessão está terminada, envolvo a área do peito do cliente como um todo (e qualquer outra área com a qual eu possa ter trabalhado para essa cura) com a bandagem de luz Cobre/Prateada/Dourada.

Pratique a consciência emocional do cliente

Este é um momento excelente para começar a sensibilizar-se de forma que possa medir como é a "sensação" das elevações dos diferentes estados mentais ou emocionais. Uma sessão que utiliza essa abordagem procede da seguinte maneira:

Coloque suas mãos no peito do cliente e comece com a varredura e a respiração no padrão 4-4, seguindo as etapas para a transformação de feridas emocionais. (Observe que você pode sentir as mudanças que estou para descrever até mesmo se não fizer uso do processo de transformação das feridas emocionais; entretanto, de modo a ter um efeito profundo sobre seu cliente e facilitar uma mudança real, recomendo a realização do processo completo.)

Você pode observar um tipo diferente de vibração em suas mãos, conforme uma sessão prossegue. Todos os pensamentos e sentimentos que um cliente tem podem ser vivenciados ou "sentidos" em suas mãos. Nem todas as pessoas sentem as emoções dessa forma, outros a sentem no corpo, no peito ou podem "vê-la". A despeito do caminho, essas informações ajudam o praticante a interpretar as reações do cliente dentro do corpo físico e emocional.

Para desenvolver esse tipo de percepção, tente fazer este exercício com um amigo: faça um sanduíche na região do peito entre suas mãos e peça que seu cliente/amigo pense em algo feliz. Observe o que você sente. Peça a ele para pensar em algo triste. O que você observa? Compare e contraste suas impressões. Se você misturar as leituras, repita o exercício até que saiba quais sensações buscar e como interpretar as informações que recebe. Quanto mais prática tiver, mais sutilezas você discernirá. Essa é uma habilidade muito útil que ensina um nível básico de percepção de energia.

Quando um cliente tem um pensamento "feliz", uma das experiências mais comuns é um senso de que a energia se eleva e se expande. O pensamento é similar a bolhas erguendo-se em uma lata de refrigerante, um tipo de efervescência. Quando o cliente tiver um pensamento triste, haverá, com frequência, uma sensação de "queda" em relação à energia, um peso ou uma densidade. O sentimento é levemente similar ao sentimento de um elevador que está descendo ou como a umidade de uma lata fria de refrigerante, um peso que se condensa e cai. Todo pensamento ou toda emoção tem uma conexão energética com um evento em particular e, com prática, você pode sentir essa conexão. Você pode ou não obter impressões do evento específico. Essas informações podem ser úteis, mas isso não é necessário. O importante é reconhecer que há uma diferença significativa na energia. Esse é o primeiro estágio da sensibilidade energética que também ajudará você quando dialogar com o corpo. Nós aprendemos as coisas gradualmente, de modo que você deve se permitir aprender em seu próprio ritmo, e ficará agradavelmente surpreso com quão rápido pode atingir essa sensibilidade com apenas um pouco de prática. Uma vez que você saiba como os pensamentos ou as emoções afetam a assinatura de energia de uma pessoa, pode continuar com o processo de cura.

Diferentes maneiras de abordar uma sessão emocional

Há três maneiras diferentes de utilizar a técnica de transformação das feridas emocionais:

Método 1: Envie a energia e observe o que acontece. Geralmente, o cliente sente-se melhor imediatamente. Continue a oferecer a energia até que sinta que está completo, tal como faria em qualquer sessão regular de cura.

Método 2: Envie a energia e, enquanto estiver fazendo isso, pergunte ao cliente como ele se sente. Caso diga, por exemplo, "Sinto-me triste", pergunte a ele: "Que emoção resolverá essa tristeza?" ou "Qual é a emoção oposta desta (do ponto de vista do cliente)?". "Esperança" pode ser a resposta, ou "conforto", ou "amor", ou uma grande variedade de respostas. Qualquer que seja a emoção, sinto a "resolução" desta em mim e envio-a ao cliente (enquanto faço a varredura e respiro) para ajudá-lo a liberar a emoção oposta negativa. Observe o que acontece quando você faz isso. Busque uma suavização da energia ou uma "elevação" desta, o que indica que esse novo "estado" fará com que o evento emocional mude. O ato de enviar a emoção correta permite que o sistema do cliente comece a ressoar com relação à nova vibração. Quando a nova vibração ou a "emoção enviada" for correta, a energia do corpo eleva-se e expande-se, tal como ocorre com os pensamentos felizes. Embora não seja necessário sentir uma resposta, essa prática de consciência é uma parte importante para tornar-se um praticante sagaz e eficaz no trabalho emocional.

> Eis aqui um exemplo mais complexo: se o pensamento triste for da morte de uma pessoa amada, algumas vezes você precisa guiar o cliente até um estado emocional mais saudável. Você pode oferecer ao cliente uma aceitação energética da situação triste. Se o cliente concordar que essa emoção ("aceitação") é útil para ele, imagine sentir a "aceitação" em seu corpo e use sua varredura-respiração para direcioná-la ao centro do peito do cliente. Sempre monitore se a energia está ou não adequada e, é claro, pergunte a seu cliente como ele se sente durante esse processo.
> **Dica:** A "utilidade" ou a "usabilidade" da resolução de uma emoção (oferecida pelo praticante ao cliente) é medida pelo que o cliente acredita ser a emoção mais apropriada para resolver seu desacordo ou desequilíbrio. A despeito de qual seja a emoção, o cliente tem a palavra final a respeito do que é necessário. Tal como no exemplo anterior, ele ou ela pode não estar pronto (a) para receber a aceitação, mas isso não é relevante. É o cliente quem decide a respeito da emoção que deseja, não o praticante.

Tenha em mente que a palavra-gatilho energético/emocional pode mudar enquanto você oferece uma emoção energeticamente, e o cliente indicará isso pela resposta, por exemplo, "Isso é muito tranquilizador". A mudança nesse caso é de "aceitação" para "tranquilizante", portanto, alterarei o que ofereço energeticamente de "aceitação" para "calma". Se o cliente disser que se sente muito melhor, então a sessão estará acabada e você envolverá todo o peito dele com a bandagem de luz elástica. Se encontrar uma situação especialmente complexa ou o cliente simplesmente não conseguir resolver as coisas dessa maneira, tente o Método 3.

Método 3: A terceira maneira de oferecer a energia é em combinação com o diálogo. Essa é a mais complexa das variações da técnica de "transformação de feridas emocionais". Ela é discutida em detalhes abaixo.

Transformação de feridas emocionais usando diálogo

1. Fazendo uso de uma varredura-respiração 4-4, faça sanduíche com suas mãos ao redor do centro do peito, logo abaixo da junta do esterno, oferecendo a energia.
2. Verifique para ver se a energia é adequada.
3. Mentalmente, nomeie as 12 cores para o cliente.
4. Coloque o padrão U-NAN no centro do peito do cliente e circunde-o com uma bolha.
5. Na parte interna da bolha, imagine as cores Amarelo e Verde.
6. Na parte externa da bolha, imagine a cor Azul-água.
7. Deixe-a no lugar e esqueça-se dela.
8. Continue fazendo a varredura e a respiração dizendo "U-NAN" para si.
9. Verifique para ver se a energia é adequada.

Uma vez que a energia esteja fluindo bem (como você obtém isso é irrelevante – a meta é fazer com que a energia seja adequada), descubra o que está acontecendo energeticamente dentro do cliente.

Para fazer isso, sinto mudanças no campo de energia entre minhas mãos, tal como bolhas ou flutuações vibracionais no campo de energia do cliente. Essas vibrações são pensamentos ou emoções flutuando através da consciência do cliente. Se o cliente está consciente ou não é tão importante quanto o fato de que você pode sentir o cliente (com um pouco de prática, isso é relativamente fácil; consulte a seção anterior em relação às etapas para praticar isso). Determina-se se esses pensamentos são ou não importantes para a cura perguntando-se ao cliente sobre eles. Podem ser pensamentos muito confortantes ou muito perturbadores, mas você deve perguntar diretamente ao cliente sobre eles. Não interprete o que ouvir, apenas repita exatamente o que ouvir, utilizando as palavras que o cliente usou. Isso dá poder ao cliente para que possa usar suas próprias palavras como orientação para autoajuda. Diz-se, com frequência, a um cliente o que deve fazer de sua vida em vez de se permitir que este seja verdadeiro consigo. Nesse processo, você constantemente reafirma o cliente, de modo que este possa abordar o(s) problema(s) central(is) e sentir-se bem em relação aos resultados.

Por exemplo, se trabalhar com um cliente que veio até você para cura emocional envolvendo abuso quando criança e você notar uma "alteração vibracional" entre suas mãos, diga a ele: "Acabei de observar uma mudança na energia; houve algum pensamento ou alguma emoção que acabou de surgir?" Eis aqui algumas respostas possíveis:

1. Cliente: "Observei algo, mas não conseguiria dizer o que é".
   Se for assim, continue a enviar a energia.
2. Cliente: "Estava pensando em meu pai".

Posso responder: "Você está confortável em compartilhar o que está pensando?"

> a. Caso eles digam "não", respeito isso; esse trabalho é para o cliente, não para satisfazer alguma necessidade dentro de mim. Simplesmente continuo a enviar a energia. Isso ajudará a transformar a ferida emocional; entretanto, a falta de um diálogo torna o processo mais lento que se o cliente estivesse falando a respeito disso.
> b. Se o cliente concordar em falar sobre o problema, eu digo, por exemplo: "Converse comigo sobre seu pai". (Isso presume que a palavra "pai" tenha causado uma alteração na energia.) O restante da sessão poderia ser assim:

Cliente: "Meu pai costumava bater em mim."

> Continuo a fazer a varredura e a respirar enquanto escuto. Também busco sentir alguma mudança na energia entre minhas mãos enquanto o cliente usa as palavras para descrever o que vivencia. Em particular, busco por "palavras faladas rapidamente e de modo excitado" ou por aquelas que causem uma mudança palpável entre minhas mãos. A palavra dita rapidamente e de modo excitado, nesse exemplo, pode ser "bater". Repito essa palavra de volta para o cliente.

Praticante: "Fale comigo a respeito da palavra 'bater'."

> **Dica:** Observe que não digo: "Converse comigo sobre apanhar". Isso muda as palavras do cliente e não desejo fazer suposições. Simplesmente ajo como um espelho. Entretanto, se o cliente disser: "Eu estava me lembrando de apanhar do meu pai" e a palavra "apanhar" fizer com que a energia mude, então repito aquelas palavras exatas.

Em nenhuma das palavras anteriores, havia uma carga ou elas não tinham mais carga do que os grupos anteriores, então, retorno à palavra anterior; (nesse caso, "bater") e repito-a. Se houver uma mudança de energia, então repito aquela nova palavra ou frase para o cliente. Por exemplo:

Praticante: "Converse comigo sobre 'motivo'."
Cliente: "Eu não conseguia ver nenhum motivo para que ele me batesse". (Se não houver nenhuma mudança no padrão energético, em seguida, repito:)
Praticante: "Converse comigo sobre 'motivo'."
Cliente: "Não parece razoável ter de carregar tudo isso." ("Carregar" é a palavra com carga.)
Praticante: "O que a palavra 'carregar' significa para você?"
Cliente: "Sinto-me como se carregasse tudo que já vivenciei, como se tivesse sido engolido e espancado por meu passado." ("Engolido e espancado" é a frase-chave.)
Praticante: "Converse comigo sobre 'engolido e espancado'."
Cliente: "É como me senti toda vez que meu pai perdeu o controle: às vezes ele nem mesmo me batia, simplesmente olhava para mim. Ele tinha realmente fome de poder." ("Fome de poder" é a frase carregada.)
Praticante: "Converse comigo sobre estar com 'fome de poder'."
Cliente: "Gostaria que ele sentisse como é não ter poder algum."
Praticante: "Converse comigo sobre 'não ter poder algum'."
("Não ter poder algum" causou uma mudança de energia.)
Cliente: "Sinto-me sem poder algum em tudo que faço."
Praticante: "Qual é a natureza de 'poder'?"
Mudo levemente a abordagem porque chegamos ao que parece ser uma crença central. Com isso, quero que o cliente defina como visualiza o poder em geral.
Cliente: "A 'natureza' de poder? Isso é definido por algo fora de mim." ("Fora de mim" causa uma mudança vibracional.)
Praticante: "Fale comigo a respeito da frase 'fora de você'."
Cliente: "Tudo parece acontecer comigo vindo de fora: não consigo encontrar um lugar interno." ("Encontrar um lugar interno" é a frase-chave.)

Praticante: "Converse comigo sobre 'encontrar um lugar interno'."
Cliente: "Eu olho diversas vezes, mas tudo que vejo é escuridão."

Você pode escolher continuar com o exercício da Palavra/Frase enquanto ele gradualmente opera seu caminho até a causa-raiz do problema. O cliente, por fim, terá uma liberação, seja chorando, rindo ou simplesmente chegando a um momento de "ah-ha". Os clientes, com frequência, chegam à conclusão de que tudo agora está bem e completo. Permita que o cliente decida se é o momento de finalizar uma sessão, visto que isso tem relação com seu sentimento "terminado", não com o desejo do praticante de continuar. Certifique-se de envolver toda a região do peito (e qualquer lugar em que você tenha colocado as mãos) com a Bandagem de Luz Elástica. Se a sessão não parecer completa, continue com o processo até que esteja. Entretanto, se a sessão tiver sido conduzida durante uma hora ou se o processo parecer circular ou inconcluso, tento conectar as pessoas com sua "luz".

Uso o termo "luz" para descrever a maneira como alguém se conecta com "Deus", a "unidade" ou como faz uma "conexão com o infinito". A ideia de "luz" parece ser um símbolo universal de benevolência – algo considerado maior que a condição humana. De modo bastante interessante, quando uso a palavra "luz" com os clientes, quase universalmente eles sabem a que estou me referindo. Ocasionalmente, você pode precisar explicar esse conceito. Posso perguntar: "Como você 'se conecta com a unidade'?" ou "O que você sabe a respeito do toque de Deus ou como você o vivencia?". O cliente pode responder de diversas maneiras, mas a importância real está na maneira como ele/ela se relaciona/conecta com esses conceitos. Uma vez que a conexão esteja estabelecida, peço que os clientes se permitam vivenciar a "luz" deles. A seguir, uso a palavra ou frase que eles estabeleceram como sua interpretação de "luz" ou "unidade" para o restante da sessão. Nesse ponto, podem, geralmente, acessar seu eu fundamental e desacorrentado. Toda vez que o cliente fica desequilibrado, caso se lembre ou imagine em sua "luz", encontrará um senso de paz. Contanto que permaneça na "luz", começa a se sentir confortável em vez de ansioso quando pensa em seu problema original. Conforme você questiona seu cliente, busque uma alteração no fluxo de energia. Entrar na "luz" ajuda? Às vezes, você precisa guiar mais além os clientes em direção à "luz", em vez de simplesmente deixá-los no começo desse espaço, de modo a obter melhores resultados. Veja o exemplo a seguir.

(Continuação do diálogo anteior)
Praticante: "Já houve algum momento em sua vida quando havia 'luz' (ou 'felicidade' ou 'alegria' – qualquer que seja a palavra que o cliente escolher) dentro

de você? Leve todo o tempo de que precisar e veja se havia luz dentro de você em qualquer idade em seu passado."

(Visto que ele havia dito anteriormente haver "apenas escuridão" durante a sessão, pedi que voltasse a um tempo antes disso em sua vida para ver se houve alguma luz em algum ponto de sua vida.)

Cliente: "Quando eu tinha 2 anos de idade havia luz."

Praticante: "Permita que seu eu de 2 anos de idade se aqueça nessa luz. Como ele se sente?"

Cliente: "Ele se sente ótimo."

Praticante: "Seu eu de 2 anos estaria disposto a mostrar a seu eu dos dias de hoje como se reconectar com essa luz?"

(Há muito espaço para variação aqui. Muitas pessoas se conectam automaticamente, outras precisam que você viaje gradualmente através de diferentes idades, conectando um ano a outro [por exemplo, o eu de 2 anos de idade mostra o eu de 3 anos e o eu de 3 anos mostra o de 4 anos, etc.], trazendo luz a cada parte deles a cada ano de vida. Quando o cliente chega ao momento presente, com frequência começa a se sentir completo e calmo. Às vezes, tem uma liberação catártica nesse momento porque agora ficou completo ou liberou a emoção "emperrada" e, nesse momento, pode deixá-la partir.)

Cliente: "Sim."

Praticante: "Maravilhoso. Vá em frente e faça isso."

Cliente: "A sensação é boa."

Praticante: "Permita-se sentir aquela conexão e, conforme faz isso, permita-se ir mais fundo nessa luz." (Às vezes isso leva um tempo; simplesmente deixe o cliente processar esse trabalho em seu próprio ritmo.)

Cliente: "Sinto-me calmo."

Praticante: "Maravilhoso. Quando você pensa em seus problemas de abuso, enquanto se esquenta na luz, como se sente?"

Cliente: "Muito melhor."

Praticante: "Está tudo bem?"

Quero saber como se sentem os clientes em relação a essa mudança. Simplesmente porque parece ser uma alteração benéfica, pode não o ser para eles.

Cliente: "Não tenho certeza de que seja seguro."

Praticante: "Volte a esse espaço de 'luz' e examine a ideia de segurança, o que você observa?"

Cliente: "Calma."

Praticante: "Isso está bom?"

Cliente: "Sim, sinto-me conectado com tudo isso."

Praticante: "Maravilhoso. Permita-se sentir essa conexão."

Praticante: "Como você está se sentindo?"

Cliente: "Muito melhor."

Praticante: "Esse processo parece completo para você agora?"

Desejo que o cliente decida se o processo está completo ou não. Posso oferecer minha opinião de que esteja completo para mim, mas quero ver o ponto de vista do cliente.

Cliente: "Sim, está."

Praticante: "Lembre-se de que essa luz existe dentro de você o tempo todo e você pode acessá-la a qualquer momento que desejar. Tente fazer isso agora e veja o que acontece."

Cliente: "Sinto-me bem."

Praticante: "Maravilhoso."

Envolvo o cliente na bandagem de luz elástica (Cobre, Prateado e Dourado), e o processo está completo para essa sessão.

Enquanto você trabalha, acostume-se a sentir sutis diferenças. Você notará que pode sentir períodos ou idades problemáticos. Dê início a esse processo, mentalmente dizendo uma idade específica ou período de tempo, e observe se a energia sofre alterações. Para obter confirmação, pergunte ao cliente se houve quaisquer problemas particularmente intensos para ele/ela em todas aquelas idades. Como de costume, não o force para encontrar algo se o cliente não estiver ciente de um problema óbvio imediatamente. Se uma memória estiver fortemente bloqueada, ele/ela pode ter de trabalhar na ideia durante uns poucos dias antes que a lembrança venha à superfície. Quando tiver outra sessão, o cliente pode ser capaz de acessar a lembrança necessária para que resolva o problema.

De modo similar, você pode buscar conexões com padrões de vida específicos, vidas passadas e dívida cármica. Essas são vibrações ainda mais sutis a serem sentidas, entretanto estão presentes e são muito similares a encontrar fios ligados a eventos específicos. Busque uma palavra ou frase-chave que cause uma mudança na energia e, em seguida, veja se pode "montar" nesse padrão vibracional e regressar sua origem. (Isso não é necessário pelo fato de que você pode resolver a maior parte dos problemas sem esse tipo de abordagem, porém, se puder discernir esses padrões sutis, pode trabalhar em um nível totalmente novo, que é muito interessante e revelador.) Tal como com todas as coisas, a prática é o que é necessário para sentir variações mais e mais sutis no fluxo de energia. Quanto mais você exercitar suas habilidades perceptivas, mais presentes elas se tornarão.

Esse é apenas um exemplo de como pode correr uma sessão. Às vezes, o cliente chorará; às vezes, rirá ou terá uma experiência tocante e profunda. Descobri que o trabalho emocional é muito similar a um encanamento: se você estiver com pressa, não comece o projeto. Todo mundo se desdobra em seu próprio ritmo. O diálogo anterior é um tanto quanto curto em comparação com uma sessão de verdade, mas as etapas são as mesmas. Lembre-se de que, se o cliente não conseguir identificar o problema principal depois de 45 minutos a uma hora, introduzirei uma ideia de encontro da "luz" interior. Se for incapaz de encontrar sua "luz" em qualquer idade, perguntarei se houve uma "luz" presente quando estava no útero ou até mesmo antes da encarnação. Se você tiver outras habilidades que puder adicionar a esse processo que funcionarão bem para você, encorajo-o a ver como a técnica de transformação de feridas emocionais funciona com sua abordagem. Caso tenha sucesso com alguma outra técnica, continue a utilizá-la; se não, tente o método descrito. Utilizei esse procedimento com centenas de clientes e funciona um tanto quanto bem. Adentrar a luz e permitir que a alegria do cliente flua através dele/dela pode ser adequado para lidar com o(s) problema(s). Alguns podem achar que a técnica da "luz" é limitada (especialmente se for aplicada em apenas uma sessão) e, para essas pessoas, sugiro futuras sessões. Discuta isso com seu cliente e pergunte o que ele ou ela deseja fazer. Com essas informações (e quaisquer informações adicionais, se forem pedidas), desenvolva um plano para ele/ela e agende futuros encontros de acordo com isso.

Se, por algum motivo, o diálogo não for algo com que você se sinta confortável, não se preocupe. Você pode enviar a energia, e mudanças hão de ocorrer; entretanto, este é, com frequência, um processo mais lento. Sou pessoalmente inclinado ao trabalho emocional. Parece que atraio pessoas que desejam explorar as coisas desse modo. Todos temos especialidades. Honre o que você sabe e abra-se para as possibilidades. Lembre-se de que o Universo está perfeitamente disposto a ensinar, contanto que estejamos perfeitamente dispostos a ouvir.

Técnicas com o Uso do Padrão U-NAN

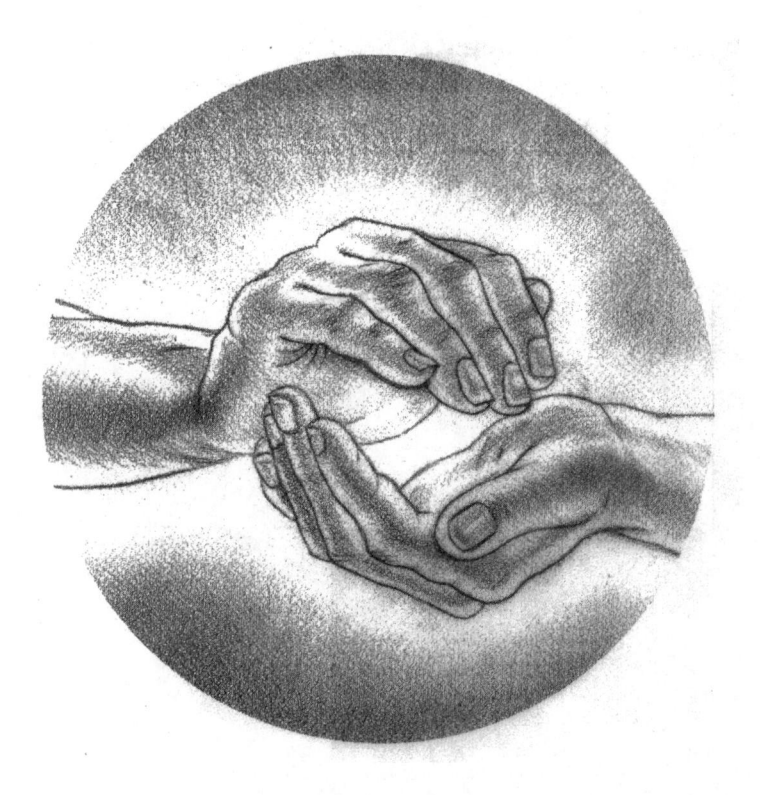

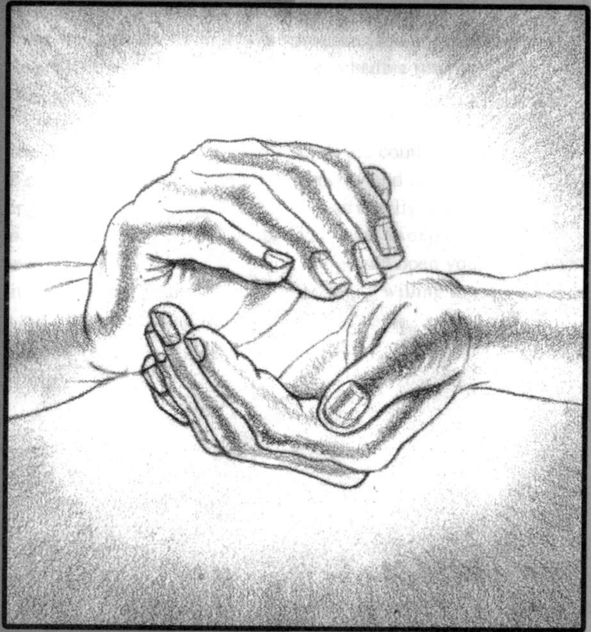

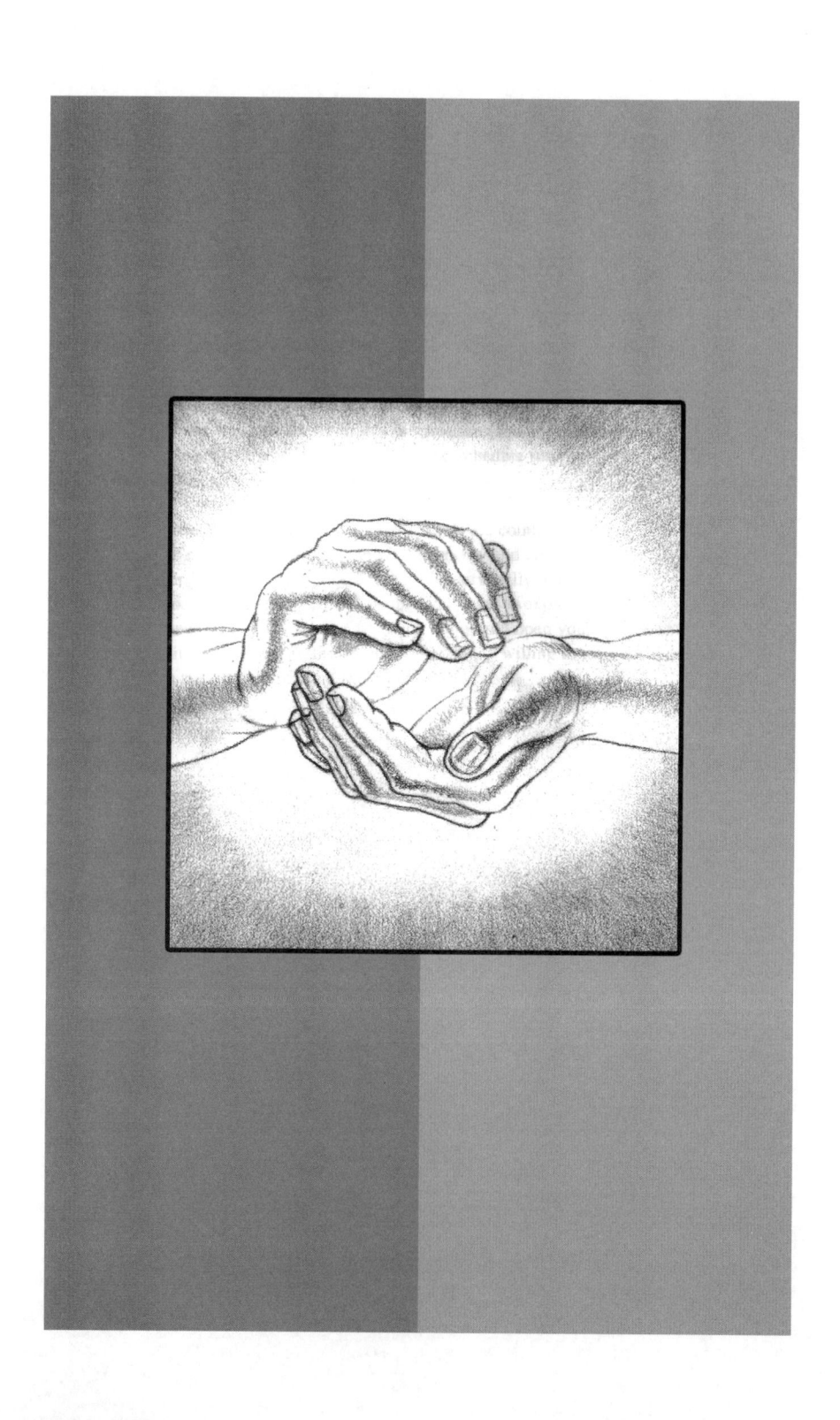

CAPÍTULO 5

E se...?

*Qual é a natureza do aprendizado?
Caminhar livremente, sem medo de
Julgamento.*

E se permitirmos a nós mesmos vivenciarmos cada dia uma possibilidade? E se sentirmos o "sabor" de cada dia quando este nascer? Todos os dias temos opções em relação a como gostaríamos que nosso dia progredisse. Precisamos olhar para dentro de nós e perceber como estamos nos sentindo e onde desejamos que nosso dia chegue. Escolho pensar na harmonia ou completude de uma pessoa como um sistema de equilíbrios, e qualquer humor ou expressão existe como parte do equilíbrio global em nossas vidas, se a pessoa média vir isso a partir dessa perspectiva ou não. Deixe-me dar um exemplo de a que estou me referindo:

Estava visitando Chicago para dar uma aula e, ao acordar naquela manhã de sábado, percebi que havia barulho e desequilíbrio ao meu redor e em mim. Por meio da suavização, do relaxamento e de me permitir sentir o que estava acontecendo, comecei a liberar a dificuldade e abrir-me para o potencial. Procurei pelo fio que me levaria à vibração de minha felicidade interna. Também procurei pela base daquilo que estava causando a desarmonia dentro de mim. Permiti a mim mesmo examinar como estar chateado serve para mim (Observação: caso não me servisse, eu não demonstraria "chateação", vivenciaria um humor diferente) e, em seguida, eu me abriria para a visão positiva e me permitiria vivenciar aquilo. Permiti que eu mesmo abraçasse essa visão positiva. Pode ter havido uma razão para estar chateado, entretanto, ao tomar uma decisão consciente de ver possibilidades infinitas e reconhecer como tudo responde à escolha consciente, mudei para um modo completamente novo de vivenciar o dia. Até mesmo quando houver dúvida, opto por transcendê-la e abraçar a completude.

A completude é um sentimento de abraçar tudo que for possível no momento com o conhecimento e a experiência que você tem nessa ocasião ou naquilo que visualiza como o presente. Isso não quer dizer que não posso esquecer-me dessa ideia e ficar preso no drama da vida no futuro. Entretanto, isso realmente quer dizer que, se eu prestar atenção, posso fazer uma escolha consciente de como ser afetado por minhas circunstâncias.

Estamos todos no meio da experiência da vida. Quanto mais permissivos nos tornamos, mais possibilidades se apresentam. Tudo isso diz respeito a estar "presente no agora". Ouvimos isso centenas de vezes e de muitas fontes diferentes. Em minha experiência, o presente é o mais importante. Quanto mais "no agora" estivermos, menos reciclaremos o passado ou anteciparemos o futuro. Nosso ponto de poder é o presente. Esteja ciente disso e abra-se para seu verdadeiro eu. O trabalho de respiração que utilizamos no Toque Quântico faz parte desse processo. Se começarmos a nos preocupar ou nos antecipar, somos retirados do presente. Isso reduz nossa capacidade de consentir e leva a uma diminuição no fluxo da energia e a um aumento na resistência do cliente no que se refere à aceitação de energia. Conforme aceitamos um presente mais agradável, livre de expectativas, seja com base no passado ou no futuro, a energia flui mais suavemente através de nós. Isso melhora nossa própria cura e também melhora nossas vidas.

Precisamos estar no presente para que sejamos mais eficazes. De modo a estarmos presentes, temos de permitir que cada momento se desdobre. Isso permite que nos tornemos cientes das energias ao redor de nós e que juntemos as energias que podem nos guiar em perfeição em vez de fazê-lo em desarmonia. Se estivermos presentes em relação a cada momento, esse estado nos desenvolve de forma que ficamos menos motivados pela história e mais motivados pelo que está ocorrendo no momento. Esse "estar no presente" cria quietude, maravilha e admiração. Tal como uma criança flui com o dia, você também pode, caso se lembre de que seu "ponto de poder reside no presente". Essa ideia tem tantas ramificações que é difícil expressar o que realmente significa. Destacamo-nos dentro de nós mesmos. Quem somos nós? Essa é uma questão tão simples como complexa. Somos quem quer que nos permitamos ser. Isso pode parecer óbvio, mas a cada momento recebemos a oportunidade de modelar nosso mundo. A partir de minha perspectiva, fazemos parte da essência de "tudo que há". Entretanto, também nos esquecemos dessa conexão. Para recuperá-la, servir-nos-ia muito bem pensar nela como uma jornada envolvente. Isso, com frequência, requer um salto de fé. Viver nesse estado de infância abre-nos para esse potencial ilimitado. Quantas vezes você ouviu dizer que algo é impossível e, então, vários anos mais tarde, isso se torna realidade? Acesse seu poder pessoal, permita-se ir além do que é aceito e entre no campo do infinito.

Quando uma criança aprende, ele ou ela comete muitos erros e aprende a partir dessas experiências. Conforme ficamos mais velhos, cristalizamo-nos não apenas no sentido físico, como também nos tornamos cristalizados na forma como abordamos todas as situações. Quantos de nós se lembram dos pais dizendo que sempre fizeram algo de uma determinada maneira? Deveríamos aprender a partir de nossas experiências, entretanto, o que deveríamos fazer é assumir que tudo precisa ser abordado de uma maneira específica. Isso é contraprodutivo no ponto em que limita quem você pode ser e aonde pode ir.

Ao contrário de uma criança, você não mais tem de ser limitado pelo que o cerca. Você tem opiniões e possibilidades. Você pode dizer a mim: "Mas [este evento] está acontecendo!", o que pode ser verdadeiro, mas eis quando você pode exercitar seu poder pessoal. A despeito dos "fatos", você ainda pode fazer escolhas, pois o que parece ser fato pode ser percebido daquela maneira apenas em virtude de seu sistema de crenças. Você pode escolher interpretar o que acontece mudando a maneira como você vê suas experiências. Seu maior bloqueio é o medo. O medo é o fator limitador e, quanto mais envelhecemos, mais arrumamos desculpas de por que é mais seguro não mudar. Essa é nossa zona de conforto e, quando passamos além dela, ficamos apavorados. Enquanto crianças, a experimentação era emocionante. Como adultos, frequentemente sentimos que não é válido explorar coisas novas. Sugiro a você que a experimentação não apenas é válida, como também é o que cria possibilidades na vida e é o que a torna instigante. Não é muito divertido pular de um teto, mas é divertido tentar fazer algo novo e interessante. Isso se aplica às áreas físicas e espirituais. Abra-se, flua e explore – esse é o único jogo bom na cidade.

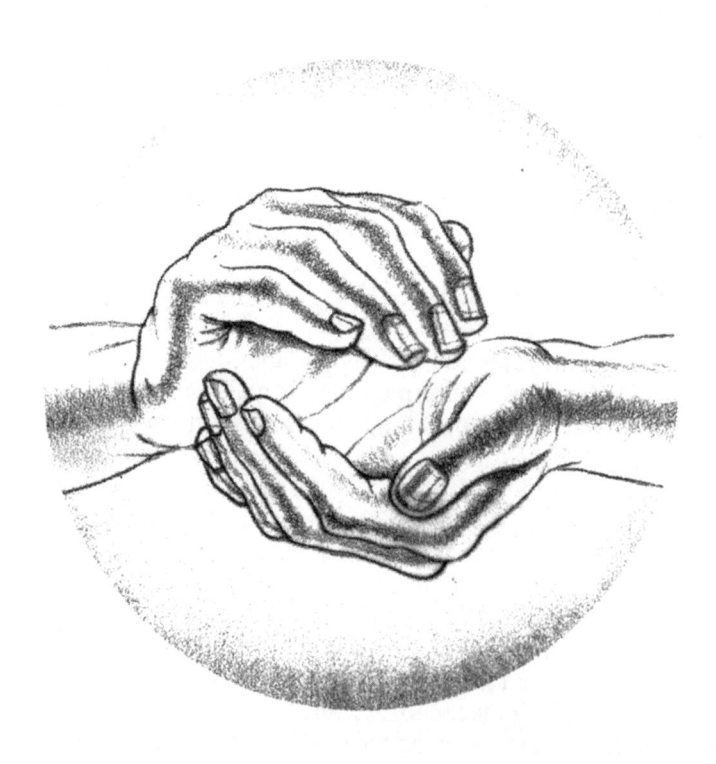

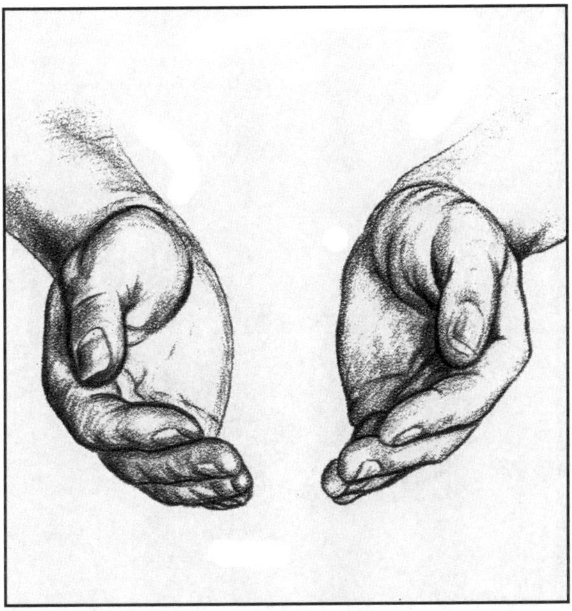

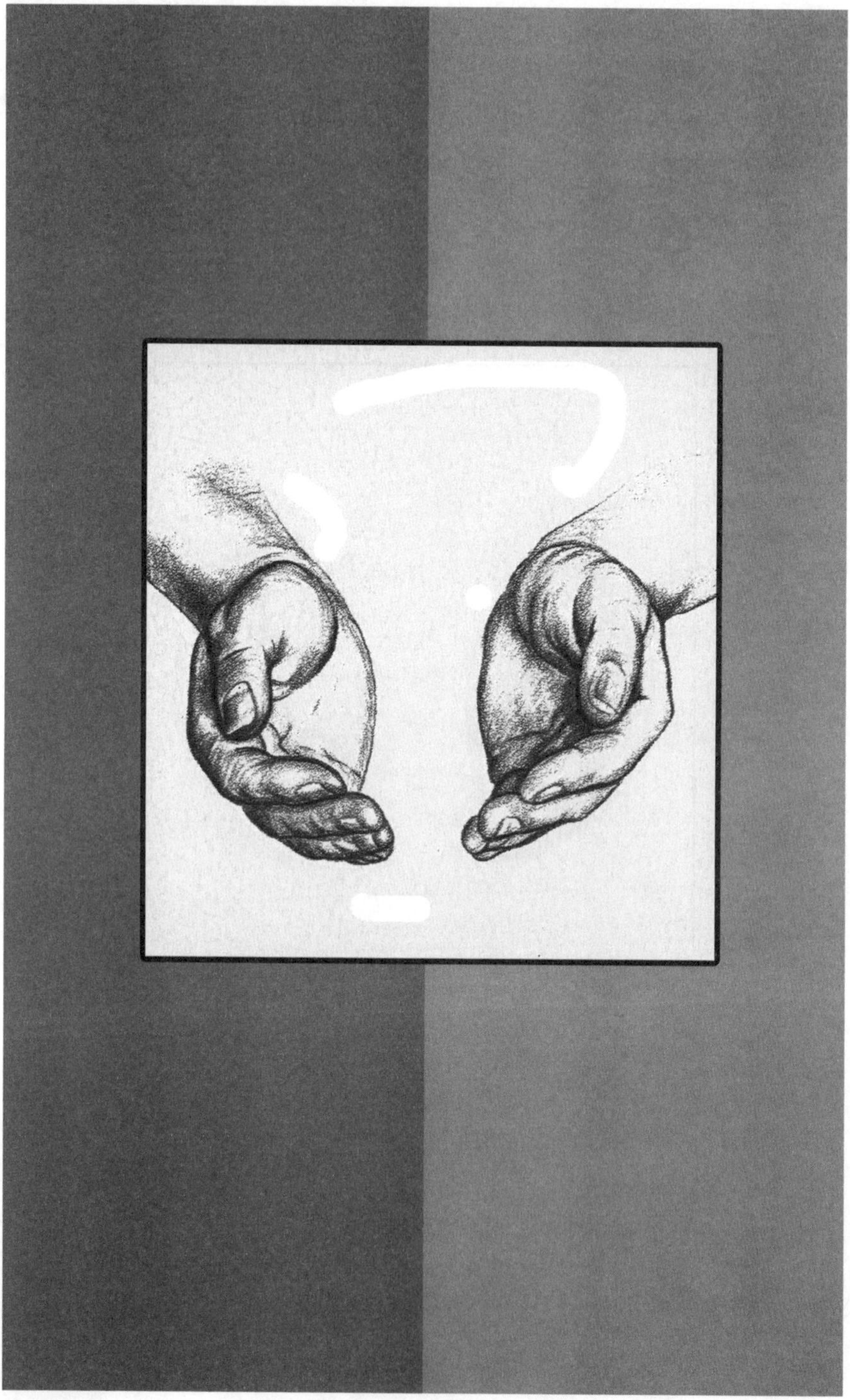

Capítulo 6

U-NAN: Conecte-se com o Conhecimento, a Abundância, o Amor e a Longevidade

O que é Real?
O que define a maneira como
devemos nos desenvolver?
Nós o fazemos.

Alguém pode verdadeiramente ter a habilidade de afetar o que ocorre como uma tendência a longo prazo, assim como o que acontece em nossas vidas diárias? Quanto você governa dos resultados de sua vida diária? Muitos sentem que passamos a vida ao acaso e o que acontece é "destino" ou "sorte". Desejo sugerir que nossas vidas inteiras são reguladas por quanto nos permitimos estar abertos à possibilidade e quão bem podemos liberar-nos de noções preconcebidas que nos definem como limitados no que é possível em todos os níveis. Richard Gordon introduziu a mim os conceitos listados a seguir e fiquei agradavelmente surpreso em relação a quão bem tais conceitos funcionam, e os ofereço a vocês com muita alegria e entusiasmo.

Criação da realidade

Tentei muitas vezes influenciar o resultado de um evento específico ou me abrir para uma nova forma de vida ou até mesmo atingir certos sonhos e esperanças para mim mesmo. Tinha muitos cadernos cheios de afirmações e passei horas visualizando este ou aquele resultado para um evento específico. Nenhum desse métodos funcionou para mim. Depois de mais de trinta anos de busca, a única técnica que descobri realmente funcionar é aquela listada a seguir. Desde que apliquei essas técnicas, descobri que posso afetar minha realidade em tantos níveis que estou agora vivendo em um mundo de constante fluidez e abundância. Costumava acreditar que, uma vez que você tenha pedido por algo e recebido, estaria, como em um "código de honra", fadado a permanecer com isso, a despeito de seus sentimentos. Descobri que essa visão simplesmente é outra forma de restrição ou crença autoimposta. Conforme você conseguir o que deseja, seja glória pessoal, paz interna ou um novo relógio, estenda seus limites e aceite que receber o que pede é seu direito básico, e o que você pode receber vai além daquilo que acredita ser possível.

Aprendi que qualquer coisa que deseje é minha, contanto que eu permaneça fora de meu próprio caminho e permita que o Universo me dê isso. Há recursos o bastante no planeta para que todo ser humano seja um milionário muitas e muitas vezes. Você pode perguntar: "Está tudo bem para que eu receba estes presentes?" Caso não esteja, eu sugeriria que você faça alguma limpeza emocional com relação a esse problema. Todos os dias você recebe o poder de receber o que seu coração deseja, até mesmo se não estiver conscientemente buscando isso desse modo. Somos apresentados todos os dias à criação do que fizemos: recebemos contas, a bênção de crianças ou um cheque de pagamento que você recebe (ou que não recebe). Se o que você colhe não for o que sente ser devido, o que deseja? Como gostaria que fosse sua vida? Se aplicar as técnicas como são sugeridas, ficará agradavelmente surpreso(a) com quão facilmente o mundo colocará tudo a seus pés.

Esse tipo de criação tem como base o material de Abraham-Hicks. Adicionamos uma mudança ou outra a essa técnica porque sentimos que isso permite que tudo se manifeste mais rapidamente.

Diretrizes gerais

1. Você deve pessoalmente desejar o que cria.
2. Você deve ver isso acontecendo no Agora.
3. Você deve utilizar palavras positivas para descrever o que deseja, e essas palavras precisam produzir a resposta emocional alegre dentro de si. Em outras palavras, deve sentir a alegria causada por suas descrições.
4. Quando tiver terminado de criar pelo dia de hoje, está feito. Não resida nisso.

Esse procedimento não tem de tomar muito tempo. Crie cerca de dois a cinco minutos a cada dia até que tenha o que deseja. Uma vez que tenha terminado a criação, não fique obsessivo em relação a isso durante o dia. Você fez seu trabalho. Permita que o Universo forneça os resultados.

Há três maneiras básicas de realizar essa técnica: dois estilos são para o indivíduo e um é feito com um grupo.

Criação da realidade: Estilo 1 (para um indivíduo)

1. Decida o que você deseja. Observe que deve ser algo que você queira ou deseje, não apenas algo que acha que deveria desejar nem algo que outra pessoa diga que você deveria querer.
2. Veja a si mesmo tendo o objeto de seu desejo imediatamente (isto é, a saúde perfeita ou um novo carro).
3. Descreva para si subvocalmente ou em voz alta (o que for melhor para você) o que deseja. Descreva o que você tem fazendo uso de adjetivos que inspirem uma resposta emocional positiva dentro de si.
4. Eis aqui nossa mudança em relação a essa técnica: envie a energia para dentro de suas mãos em forma de taça, visualizando o que deseja entre elas, circundado pelo padrão U-NAN, ao mesmo tempo em que repete simultaneamente U-NAN para si mesmo.
5. Conecte o sentimento e o desejo à imagem.

Criação da realidade: Estilo 2

1. Pense no que você deseja. Onde em seu corpo você sente a alegria que vem da obtenção dessa meta? Pode ser em qualquer lugar.
2. Coloque o objeto de seu desejo dentro desse local.
3. Coloque o padrão U-NAN em volta desse local em seu corpo com suas mãos sobre aquela área e comece a fazer a varredura, a respiração e a entoação de "U-NAN" enquanto envia a energia para dentro. Utilize palavras positivas para descrever o desejo de seu coração, que evocará uma resposta emocional positiva dentro de você. Enfatize o sentimento.
4. Visto que sentir a resposta positiva é a chave para essa técnica, o Estilo 2 pode ser um modo mais poderoso de criar a realidade. Escolha que estilo fala melhor com você. Ambos funcionam muito bem.

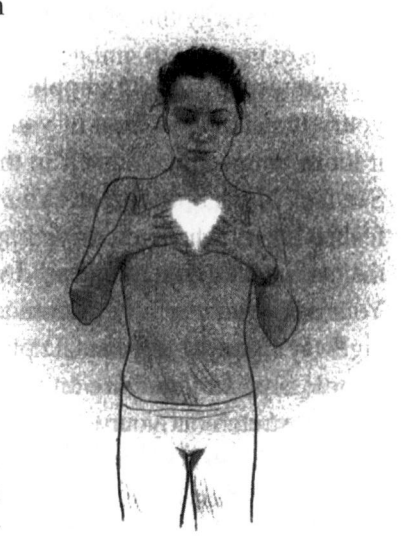

Local no corpo onde você sente a alegria da obtenção de sua meta

Exemplo:

Manifestação de um carro novo

1. Coloque suas mãos em forma de taça (ou a área em seu corpo onde você sente a alegria de ter esse novo carro) e visualize um carro novo entre suas palmas, utilizando a respiração padrão do TQ.
2. Nomeie as 12 cores e, em seguida, circunde a imagem do carro com o padrão U-NAN. Faça a varredura e a respiração, dizendo U-NAN para si mesmo, e direcione a energia através do padrão U-NAN e para dentro do carro.
3. Agora, fique completamente absorto nesse processo. Imagine-se parado, em pé, em frente a seu carro, sorrindo e desfrutando de como ele é, imergindo-se nos bons sentimentos de propriedade. Veja/sinta você mesmo dirigindo-o. Você ama a maneira como se sente, sente-se tão feliz quando o dirige, está feliz com a maneira como o carro se move, está satisfeito com todos os aspectos desse carro. Seu carro é maravilhosamente

macio e não faz barulho enquanto você dirige estrada afora, ouvindo música em seu CD player; você pode ouvir cada nota sem esforço algum. Enquanto você dirige na estrada, engata o piloto automático, estica as pernas e desfruta da viagem. Toda vez que se senta nesse carro, é como se sentar em "amor". Também é confortável e satisfatório. Todos que veem você em seu carro sabem que está tremendamente feliz, de forma que isso faz com que fiquem felizes em ver um ser humano tão satisfeito por trás da direção, etc.

Enfatize a beleza e o aspecto de sentimento de seu processo de criação de forma que realmente surpreenda. Você poderia dizer algo como: "Dirigir meu carro é como um nascer do sol sobre um lago em uma manhã de primavera: claro, fresco e profundamente satisfatório". Uma abordagem poética traz a cena à vida, assim como satisfaz algo no fundo de seu eu. Lembre-se de expressar suas frases no presente. Isso é algo de que você está desfrutando, não algo que estará desfrutando no futuro. Isso é muito importante. Viva a experiência, observe as sensações que essa experiência cria dentro de você e alegre-se nesse fenômeno.

Utilizei essa técnica para mim com maravilhosos resultados. Criei o trabalho/modo de trabalhar para o Toque Quântico com essa técnica também como uma entrada para minha casa e comprei um carro que me dá grande satisfação.

As palavras que utilizei e as etapas que segui para a criação e o ensino de posição com o Toque Quântico foram algo similar ao seguinte: (Entenda que eu não sabia o que seria o "trabalho", simplesmente sabia que desejava que tivesse os atributos descritos abaixo.)

1. Comecei por fazer a varredura e respiração, enviando a energia a minhas mãos fechadas em forma de cálice e dizendo U-NAN para mim mesmo (depois de dizer os nomes das 12 cores).
2. Disse a mim mesmo: "Que prazer é levantar-me todos os dias! Todas as pessoas que encontro são sorridentes e felizes; fui abençoado com a capacidade de viver em alegria em razão do trabalho que realizo e das pessoas que encontro. Estou vivendo em um fluxo de bênção que sempre se expande. Uma das coisas realmente legais a respeito de meu trabalho é que é similar a uma brincadeira. É inovador e profundamente satisfatório, além do que o dinheiro que tiro dele é simplesmente fabuloso; é como ser uma verdadeira cornucópia de abundância. As cifras em minha conta bancária crescem rapidamente, sem esforço, tal como uma massagem profundamente satisfatória. Que alegria é trabalhar com pessoas tão abertas e generosas."

3. Envolvi a ideia e a mim mesmo na bandagem de luz elástica e segui em frente com meu dia.
4. Caso ideias conflitantes venham à superfície durante o dia, tais como: "Oh, simplesmente não consigo ter aquilo", observe isso. Essa é a caldeira da autoconversa que você utiliza para sabotar o que há de obter. Observe que o ato de pensar ou dizer: "Não consigo ter aquilo" tem muita emoção embalada nele. Lembre-se de que a emoção ligada à sua intenção é o que cria a realidade. Quando você se pegar nesse ato de autossabotagem, reestruture essa atitude.

Presumindo que você o pegue, pergunte a si mesmo: "O que eu desejo?". Você pode ter uma realidade ou outra. Eu diria a mim mesmo, nessa situação: "Que escolha eu realmente desejo?". Se for ter o que desejo, direi, por exemplo: "Entendo tão claramente a maneira como recebo abundância e como esta entra em minha vida. Cada dia é uma passagem crescente de aprendizado e satisfatória em minha vida profundamente gratificante."

Encare a resistência e reestruture sua vida

Escrever um livro

Você deseja escrever um livro e tem sido quase impossível começá-lo. Realize a técnica de Criação da Realidade e utilize os adjetivos ligados aos sentimentos. Dessa vez a descrição é a seguinte: "Finalmente me esquivei de escrever aquele $%^A* livro". Isso soa como algo que vá lhe trazer alegria? Não, não soa. De fato, é provavelmente porque você tem resistência para começar a fazer isso. Eis aqui uma alternativa:

Pratique refrear seus pensamentos e sentimentos: "É tamanha alegria escrever este livro maravilhoso. Toda noite, chego em casa e tenho todo esse tempo livre e, como um ímã, sinto-me atraído até meu computador e simplesmente começo a digitar e as palavras fluem. Sou incrivelmente eloquente. As palavras fluem de meus dedos para a tela como mágica. A satisfação que sinto é intensa e, no final da noite, quando aperto 'imprimir', página após página da prosa mais eloquente que já li é exibida diante de meus olhos. Sempre que faço pesquisas para meu livro, as respostas fluem até mim como um rio de conhecimento, banhando-me em sabedoria além de comparações possíveis. Até mesmo minha família fica impressionada com meu trabalho e, quando vou dormir, descanso confortavelmente, sabendo que fiz um trabalho completamente surpreendente, e fico profundamente satisfeito comigo mesmo e com meu mundo."

Que livro você deseja escrever?

Criação da realidade: Estilo 3 (trabalho em grupo)

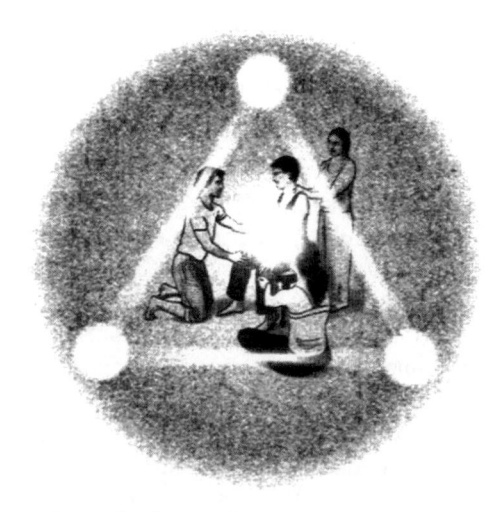

Grupo circundando o indivíduo com o padrão U-NAN

1. Escolha uma pessoa do grupo para ser seu cliente. Você pode ter muitas pessoas fazendo isso conforme desejar, entretanto, grupos de três ou quatro são realmente o ideal. Geralmente, o cliente senta-se em uma cadeira e os outros ficam em algum lugar em volta dele ou sentados ou em pé. Todo mundo deve ficar em uma posição confortável.
2. Antes que o cliente comece a descrever o que ele ou ela quer, os "auxiliares criativos" (aquelas pessoas que estão trabalhando com o cliente) visualizam o cliente em um grande padrão U-NAN, colocam suas mãos em qualquer lugar no corpo do cliente e enviam a energia, entoando U-NAN. (Certifique-se de dizer os nomes das 12 cores para o cliente antes de circundá-lo com o padrão U-NAN).
3. O cliente, em seguida, diz a todos onde, no corpo, sente a alegria quando considera ter na verdade o que deseja imediatamente. Esse é o local em que o cliente coloca suas mãos.

O cliente cerca a área de alegria no corpo com o padrão U-NAN, vê/sente o que quer que seja que deseje dentro do padrão e começa a enviar a energia até lá.

Faça com que o cliente verbalize (diga em voz alta) como se parece o cenário ideal. Quando o cliente tiver terminado, seus parceiros devem começar a alternar-se na verbalização de como veem a realidade desejada do cliente acontecendo. Isso permite ao cliente ver sua nova realidade a partir de um ângulo diferente. As palavras ou imagens utilizadas pelos auxiliares oferecem algo muito único e afirmativo para o cliente. Essa é uma experiência muito preenchedora e satisfatória para todos os envolvidos.

Exemplo:

Vamos utilizar o exemplo anterior da pessoa que deseja escrever um livro: "É tamanha a alegria de escrever este livro maravilhoso. Toda noite, chego em casa e tenho todo esse tempo livre e, como um ímã, sinto-me atraído até meu computador e simplesmente começo a digitar e as palavras fluem. Sou incrivelmente eloquente. As palavras simplesmente fluem de meus dedos para a tela como mágica. Sempre que faço pesquisas para meu livro, as respostas fluem até mim como um rio de conhecimento, banhando-me em sabedoria além de comparações possíveis. A satisfação que sinto é intensa e, no final da noite, quando aperto "imprimir", página após página da prosa mais eloquente que já li é exibida diante de meus olhos. Até mesmo minha família fica impressionada com meu trabalho e, quando vou dormir, descanso confortavelmente, sabendo que realizei um trabalho maravilhoso. (Estou profundamente satisfeito comigo mesmo e com meu mundo.)"

O grupo do cliente dirá algo assim: "Oh! Quão maravilhoso é que seu livro tenha sido finalizado, muito obrigado por autografá-lo para mim. Vejo que está prestes a sair em turnê para promover o novo lançamento de seu livro. As pessoas estão em fila lá fora esperando por uma oportunidade de conhecê-lo e ter seu livro personalizado por você!"

Outra pessoa pode dizer: "Eu li no outro dia que os direitos para produção de um filme com base em seu livro foram comprados. Você recebeu um dos maiores valores até o momento por isso." Você tem a ideia de como seja. Certifique-se de que cada indivíduo no grupo mantenha as frases formuladas no tempo presente, como se o cliente tivesse o que ele/ela deseja imediatamente, agora, com o uso de palavras positivas. Evite declarar as ideias utilizando-se de negativas como: "Você não mais está tenso" ou "Não é uma palavra que não faz mais parte de seu vocabulário". Uma declaração mais apropriada seria: "Você está tão tranquilo e confortável em sua vida e seu visual é tão positivo que todos a seu redor ficam movidos a se tornarem também pessoas positivas. Que dádiva é conhecer você!"

6. Quando todos tiverem terminado, envolva o cliente na mescla Cobre-Prateado-Dourado (a bandagem de luz elástica). Cada pessoa no grupo passa cerca de dois minutos com o cliente, tornando o processo como um todo algo em torno de um período de 5 ou 10 minutos. Quando faço isso em *workshops*, é um dos favoritos dos grupos. Dispense quanto de tempo desejar para esse processo; entretanto, uns poucos minutos válidos de comentários no superlativo são tudo que é preciso.

Realizo a técnica de Criação-de-Realidade cerca de 3 a 10 minutos por dia. Às vezes, faço três ou quatro desejos diferentes, um após o outro. Quando atinjo uma meta, não mais incluo aquela na minha rotina matinal.

Quando termino minha criação pelo dia, estou pronto – não mais penso a respeito disso. Envie seu desejo e deixo-o seguir seu caminho sozinho. Não fique obsessivo com isso. Se, durante seu dia, você achar que suas preocupações vêm à superfície repetidas vezes, é apropriado ouvir a sua própria autoconversa. Como isso soa? Talvez: "Essa técnica realmente funciona?" ou "Espero que aconteça logo" ou "Como isso poderia fazer algo?". Mude seus pensamentos para contra-atacar essas declarações com algo assim: "Não é maravilhoso quanto estou relaxado em relação a tudo isso? É pura alegria a forma como o Universo fornece o que desejamos em tempo oportuno. Não apenas meus desejos são atendidos; eles são, na verdade, excedidos. Que alegria é criar dessa maneira." Isso neutraliza qualquer paranoia e demonstra o lado positivo do processo e a positividade de seu desejo.

O que você está fazendo quando cria sua realidade é abrir-se para o fluxo da abundância sempre presente no Universo. Esta sempre está disponível para você. Você permite que o Universo saiba o que é que você deseja e, então, sai do caminho. Essa técnica funcionou para mim várias vezes seguidas. É incrível quão rápido funciona e como produz, precisamente, o que desejo. Gosto de deixar a descrição um pouco nebulosa (tal como na cor, na marca, etc.), o que permite ao Universo proporcionar a mim o "algo" ideal. Posso nem mesmo saber as especificidades exatas do que quero, mas o Universo há de suprir isso até mesmo se eu tiver ideias gerais a respeito disso, contanto que haja ligação com o aspecto do bom "sentimento". Enquanto praticar essa técnica, você pode se encontrar sentindo-se nervoso e um tanto quanto com dúvida. Se for assim, reformule suas declarações, de modo que fique confortável com tudo que disser.

Exemplo:
Talvez você queira um emprego, deseje ser autônomo e ganhar R$ 100.000,00 por ano. Caso a ideia de ser autônomo o assuste e gere dúvida e medo, são essas emoções que desengatilham uma resposta que seja adequada. A resposta, nesse caso, é negativa (você quer ter uma resposta emocional positiva a despeito de seu desejo) e, assim, cria energia negativa (um resultado menos desejável). Porque você "não deseja realmente" ser autônomo, a qualidade de ser autônomo "não é provida", porque o resultado representa sua emoção verdadeira em relação a esse desejos. A partir desse quadro de referência, você vê que, na verdade, obteve o que realmente deseja. Entretanto, se você reorientar ou reformular seus desejos de modo que medo e dúvida não mais façam parte da equação, sua declaração soará assim: "Tenho o emprego mais maravilhoso. Ele é perfeito para mim; proporciona uma incrível quantia de dinheiro que excede todas as minhas necessidades e meu trabalho é estruturado de forma tal que traz grande alegria e satisfação." Essa nova formulação das frases a respeito do que você deseja permite que o Universo tenha uma grande latitude em relação aos parâmetros de como ele pode operar e esse traz a você júbilo e satisfação monetária.

Acredito que o Universo esteja perfeitamente disposto a nos proporcionar qualquer coisa, contanto que estejamos perfeitamente dispostos a aceitar o que ele tem a oferecer. O que sugiro é que você opere dentro de sua área de conforto quando expressar o que deseja e seu desejo será manifesto. Coloque o foco em como seja a sensação de ter isso, o que você faz quando o tem, como se parece quando o tem, etc., o que permite ao Universo fornecer exatamente aquilo que você deseja da maneira dele, sem limitação nem preconceito.

Na média, não é que fomos maus criadores no passado, muito pelo contrário, somos excelentes criadores. Todavia, estivemos criando a partir do lado errado porque, com frequência, tendemos a olhar para o lado negativo em vez do lado positivo das coisas. Nossa negatividade direciona nossas emoções e focaliza-as naquilo que não desejamos que aconteça. Porque nossa sociedade geralmente tem o medo como base, somos ensinados a esperar pelas coisas negativas e não nos preocuparmos com isso. Esse "medo", então, é a força motivadora por trás de nossos esforços criativos, de modo que somos atraídos pelo que mais tememos. Caso direcionemos nossa intenção de uma maneira específica e liguemos tal intenção com nossas emoções, produziremos ou permitiremos que a realidade venha a acontecer. Essa realidade se desenvolve em uma direção específica em virtude da qualidade emocional ligada a ela. Intenção combinada com pensamentos emocionais negativos cria aquela realidade. Qual realidade você deseja?

Tenho visto esse processo funcionar para tantas pessoas que encorajo você a dar uma chance, tentar e desfrutar do resultado. Perceba que você somente precisa praticar essa técnica uma vez se estiver totalmente sem conflito interno em relação ao resultado. Visto que isso não é comum, sugerimos que pratique a cada dia até que tenha o que quer que deseje.

Permita-se realmente inovar, conforme utiliza a técnica, e entrar no processo. Esta nunca deveria ser uma listagem estéril de comentários a respeito daquilo que você tem. Tudo isso diz respeito à ligação com as emoções que o tocam profundamente e hão de levá-lo diretamente até suas metas.

Conforme suas metas mudarem em razão do que você obtiver, permita-se alcançar mais adiante com sua recém-descoberta e criativa habilidade. No princípio, você pode sentir que está apenas confortável alcançando um pouco além de sua zona de conforto.

Conforme você ficar mais confortável e puder ver novos e mais amplos horizontes para si, passe para o próximo nível (presumindo que realmente deseje isso). Você pode ter qualquer coisa que deseje. O Universo há de lhe proporcionar seus desejos infinitamente. O que você realmente deseja? Os únicos limites são aqueles que você apresenta, não os do Universo.

Recebi muitas cartas e fotos a respeito das coisas maravilhosas e dos estados de ser que as pessoas alcançaram com o uso dessa técnica. Permita-se sonhar e criar seu mundo em beleza e harmonia. Está sempre logo à nossa frente.

Todo saber

Muitas pessoas desejam ser capazes de "canalizar" ou "saber" a resposta de por que certas coisas ocorrem, aprender como se abrir para um conhecimento mais profundo ou obter respostas de além de seu eu físico. A técnica descrita a seguir é uma das maneiras como isso pode ocorrer. Quando fazemos uso dessa técnica na aula de Aumento da Potência, é surpreendente como muitas pessoas obtêm respostas a suas perguntas e quão rapidamente isso acontece. Permitir-se "brincar" é a chave para a receptividade. As possibilidades são apresentadas, pelo menos parcialmente, porque estamos abertos e tolerantes. Aborde a técnica desse ponto de vista e desfrute dela.

Todo saber: passo a passo

1. Coloque-se no centro da esfera branca do padrão U-NAN e entoe U-NAN.
2. Faça sua pergunta e dê consentimento.
3. Veja-se dentro da esfera branca no centro do padrão U-NAN e entoe "U-NAN".

Dica: Conforme praticar isso, permita que a esfera branca fique tão grande quanto for necessário para que se sinta confortável dentro dela. Fique totalmente no centro da esfera branca e deixe-a estender-se completamente ao seu redor, assim como através de você (tanto você como a esfera branca são completamente brancos).

Como eu disse anteriormente, o Universo está perfeitamente disposto a ensinar, contanto que estejamos perfeitamente dispostos a ouvir. Isso quer dizer que, a despeito das respostas que obtiver, você deve permitir-se ouvir o que ele tem a dizer. Isso não significa que você não tenha permissão para reformular as frases da questão; simplesmente quer dizer que deve ouvir com uma mente e um coração abertos.

Normalmente, deve permitir-se ficar cerca de 20 minutos nessa meditação. Muitas pessoas descobrem que recebem uma resposta nos primeiros poucos minutos dessa prática. Se você desejar, pode fazer mais perguntas. Pode, até mesmo, pedir por maior clareza a respeito da resposta que recebeu. Por exemplo, se desejar saber como ver a energia claramente e sua resposta for "abra seus olhos". Essa resposta é muito geral, portanto, você pode perguntar: "Quais são alguns exercícios que eu posso fazer, de modo que veja a energia claramente?" Uma resposta possível é esta: "Distancie-se de um espelho de 1 metro a 1,5 metro, tenha um plano de fundo com uma cor leve arrumado atrás de si. Comece com esta prática com uma luz suave e, conforme acumular ganhos em habilidade, a sala pode ficar mais clara. Agora, suavize o foco de seus olhos e olhe para a área ao redor da lateral de sua cabeça utilizando um foco suave, quase "periférico". Espere e relaxe, lembre-se de respirar e observe o que vê. Essas são as informações das quais pode fazer uso. Caso não consiga uma resposta durante sua meditação, espere dois ou três dias antes de fazer aquela pergunta específica novamente. Com frequência, o Universo fornecerá a resposta vinda do mundo a seu redor, no contexto, se assim o desejar. Isso se manifestou para mim tal como descrevo aqui:

Exemplo:
Eu desejava aumentar minha capacidade de ver/perceber energia. Recebi uma resposta que disse que eu deveria abrir meus olhos, nada mais. Cerca de dois dias mais tarde, estava conversando com um amigo que descreveu uma técnica para aumentar o fluxo de energia que havia proposto. Tentei utilizar essa técnica e esta não aumentou a quantidade de energia que eu conseguia enviar, mas, sim, aumentou minha capacidade de perceber energia. Quem sabia? O ponto é que eu estava aberto para qualquer possibilidade e simplesmente prossegui com minha vida. Funciona. As pessoas perguntam: "Como eu sei que não estou inventando essa resposta?" Minha resposta é que você deve confiar em si e no Universo. O motivo mais comum pelo qual as pessoas não se dão bem com a percepção metafísica é a autodúvida. Acredite. Você está, com frequência, certo. De fato,

devo dizer que acho que as pessoas estejam certas com maior frequência do que elas pensam. Com a prática, senso comum e confiança, todas as coisas se tornam possíveis.

Abertura para o amor universal

O propósito da próxima técnica é o de acessar o amor universal: o que quer dizer e sobre o que é isso. Essa é uma experiência muito profunda, pessoal, que o abre para as profundezas do eu, as quais são buscadas e geralmente desenvolvidas no decorrer de uma vida. Sempre me deleito com o encurtar o caminho!

Todo amor: passo a passo

1. Faça um sanduíche na área do coração e envie a energia. (Use qualquer padrão de respiração que mais o agrade durante toda essa técnica.)

    a. Se estiver fazendo isso para si, pode colocar mãos "energéticas" tanto na parte da frente como na parte de trás ou ambas as mãos na área do peito, utilizando o método de triangulação (isso é mais confortável quando estiver trabalhando em si mesmo). Comece enviando a energia.

2. Coloque/visualize o padrão U-NAN no centro do peito do cliente e circunde-o com uma bolha.

    a. Dentro da bolha, coloque as cores Magenta e Cor-de-rosa. Elas devem agir como flocos de neve que nunca mudam de cor, com as cor-de-rosa sempre continuando dessa cor e aquelas que são magenta sempre permanecendo da cor magenta. Deixe-as no lugar e esqueça-se delas.

3. Continue a enviar a energia. A energia é adequada?

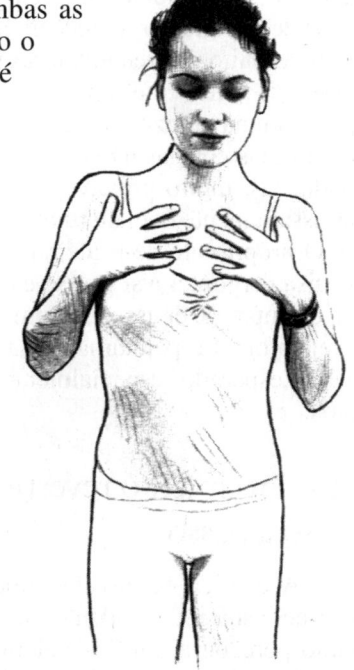

Coloque ambas as mãos sobre o peito de modo a triangular a área do coração

a. Caso a energia seja adequada, maravilhoso; se não estiver, realize a Técnica de Intensificação. A energia é adequada?
b. Caso não seja, alcance um espaço maior de consentimento. Envie a energia.

Quando realizei essa técnica para mim mesmo, foi particularmente satisfatória, abrindo-me para um senso profundo de proteção e paz. A sensação foi ampla e abrangente, bem além do eu do dia a dia.

Envelhecimento revertido, aumento de longevidade

Muitas pessoas me perguntaram se havia uma maneira de retardar ou reverter o processo de envelhecimento e parece que a técnica abaixo faz exatamente isso. É preciso muito comprometimento, entretanto, porque essa é uma prática diária. Há muitas outras coisas a ser consideradas quando se adentra esse tipo de realidade. Você está, na verdade, entrando em um paradigma completamente novo. Você, agora, não mais estará marchando na mesma velocidade que seus amigos e/ou conhecidos. Conforme você parar de envelhecer, começará a olhar para o mundo a partir de uma perspectiva muito diferente. Outras pessoas, com frequência, não serão capazes de se relacionar com o que você faz ou por que faz isso da mesma maneira que costumava fazer. Você será capaz de realizar muitas coisas fisicamente que seus colegas não conseguem mais fazer e, em virtude dessa e outras mudanças, muito provavelmente começará a afastar-se deles. Isso não é necessariamente bom ou ruim, é simplesmente um efeito colateral da mudança. O próprio ato de ir além das normas faz com que você se afaste. Você precisa perguntar a si se isso é o que realmente deseja. Não dói experimentar e tentar fazer isso por um tempo. De fato, recomendo isso! Apenas esteja pronto(a) para uma mudança mais profunda do que aquela que poderia ter esperado, especialmente quando praticar a técnica durante vários anos.

Envelhecimento revertido ou a técnica da longevidade: passo a passo

A técnica de envelhecimento revertido é projetada para que você retorne à sua idade "ideal". Se você for mais jovem do que essa "idade", então perceberá um desaceleramento do processo de envelhecimento e, quando alcançar essa idade ideal, há de se manter nela. Se você tiver passado de sua idade ideal, então, gradualmente reverterá o processo de envelhecimento até que esteja em sua idade ideal. Se quiser começar novamente e outra vez mais, pare de fazer a meditação. Quando tiver 162 anos de idade e tiver decidido que não mais deseja realizar esse processo, não tenha medo, não virará pó, simplesmente começará a envelhecer a uma taxa usual novamente.

A despeito de sua motivação, se praticar e permitir-se reverter o processo de envelhecimento, essa técnica há de lhe trazer benefícios. O benefício mínimo é que isso ajuda a abrir os canais energéticos em seu corpo. Proporciona a você mais energia e acalma muito bem, assim como expande seu campo de energia. Observei que a meditação expande seu campo de energia de três a três vezes e meia além do corpo e proporciona um senso de grande fluidez e suavidade em relação a como você se sente. É divertido sentir a energia entre suas mãos antes de dar início a essa técnica e, a seguir, ver qual é a sensação causada pela energia entre suas mãos depois que tiver terminado. É um tanto quanto agradável.

Você pode realizar essa técnica para si mesmo ou outras pessoas. A chave para essa técnica é a prática diária.

1. Comece a respirar em um padrão lento, de 6-6.
2. Realize a técnica de intensificação para a pessoa (ou para si) na qual estiver trabalhando.
3. Leve o padrão U-NAN para baixo, através da coroa, através das camadas do corpo, até o centro do abdome, logo acima do umbigo. Isso posiciona o padrão U-NAN dentro da Elipse de Energia da Força Vital Branca. Entoe "U-NAN", criando a ressonância e mantendo sua respiração em um padrão 6-6 tanto quanto for possível.
4. Você sentirá um salto ou impulso na energia, uma tremenda mudança na velocidade. Quando isso ocorrer, aumente sua respiração para um padrão 4-4.
5. Comece a criar um turbilhão ou faça girar a Elipse da Força Vital Branca ao redor do padrão U-NAN. Faça com que a elipse gire muito rapidamente.

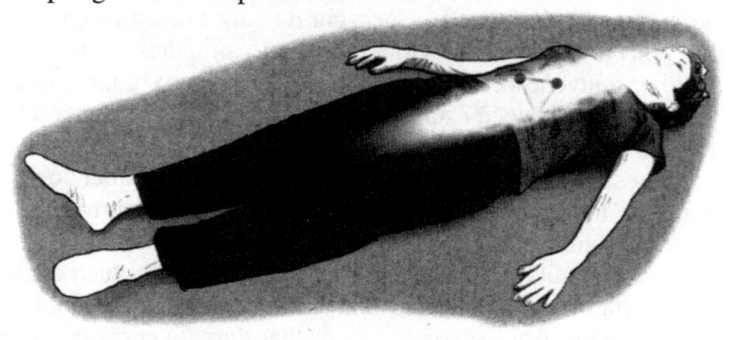

Elipse da Força Vital Branca girando ao redor do padrão U-NAN

6. O padrão U-NAN e o tom ("oo-naan") naturalmente radiam energia para fora da esfera branca do U-NAN, como a coroa do sol.
7. Uma vez que a energia pareça realmente suave (isto é, o ponto onde você detecta que a energia é radiada uniforme e consistentemente a partir do padrão U-NAN através de todo seu corpo), permita-se utilizar qualquer padrão de respiração que sinta ser apropriado enquanto continua a fazer a varredura e a respiração dizendo U-NAN para si mesmo.
8. Quando desejar finalizar a meditação, pare com a varredura e a respiração dizendo U-NAN para si mesmo e, em seguida, envolva todo o corpo na bandagem de luz elástica.

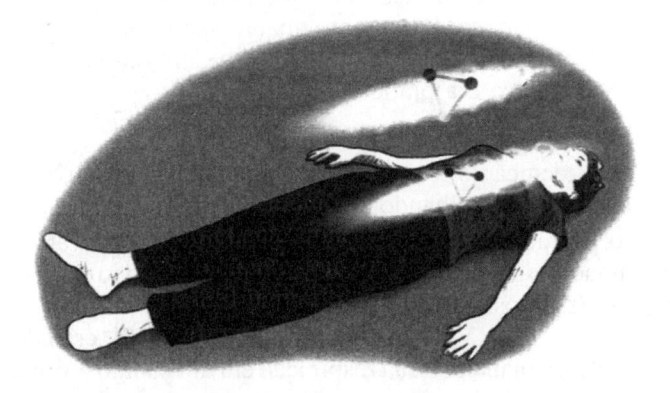

O que vejo [uma imagem em espelho da elipse em frente ao corpo de uma pessoa] quando a Elipse de Força Vital Branca gira ao redor do padrão U-NAN a uma velocidade ideal

Criando um turbilhão com as energias ao redor do padrão U-NAN na forma de pequenas ondas com a energia da Luz branca/força vital por todas as células do corpo. Essa vibração reverte a linha do tempo de cada núcleo celular, rejuvenescendo-o. Observei que o centro branco do padrão U-NAN brilha quando você está fazendo essa técnica e continua a brilhar após o término da meditação.

Quando estive observando esse processo, notei que, quando se realiza a técnica da longevidade durante cinco minutos, o centro branco do padrão U-NAN continua a brilhar por si durante cerca de duas horas. Quando você realiza a meditação durante 20 minutos, o centro branco continua a brilhar por si durante cerca de oito horas, e, quando pratica durante uma hora inteira, o centro branco continua a brilhar durante cerca de 24 horas. Praticar essa técnica durante mais de uma hora não parece fazer com que a elipse branca brilhe durante mais de 24 horas, entretanto, praticá-la durante menos de uma hora realmente faz com que brilhe durante um período menor de tempo. Esse é o motivo pelo qual dizemos que você precisa fazer a meditação durante uma hora por dia, todo dia, de modo a obter o benefício máximo da meditação.

Maximização da meditação: diretrizes

1. Os benefícios máximos dessa técnica demandam uma hora de prática por dia.
2. O tempo mínimo necessário para observar algum benefício é de cinco minutos.
   a. Você pode dividir a hora necessária em 12 sessões de cinco minutos se desejar, ou pode utilizar qualquer combinação que some uma hora (por exemplo, três períodos de 20 minutos). Há um efeito mais dinâmico quando essa técnica for feita durante uma hora contínua, mas funciona de forma satisfatória se for realizada em seções.
3. Essa prática não pode ser "diminuída" no dia seguinte se você passar de uma hora (isto é, caso você pratique uma vez ao dia durante uma hora e meia, isso não quer dizer que a prática do dia seguinte deva ser de apenas meia hora).

Benefícios relatados da técnica de envelhecimento revertido

Logo que aprendi essa técnica, praticava-a durante cerca de 20 minutos por dia. Observei uma melhora em como me sentia. Quando praticava durante uma hora completa, observei um fluxo de energia notavelmente aumentado através dos canais do meu corpo, alguma cura interna e grandes mudanças de modo geral. Notei uma melhoria em minha energia física e um leve salto na libido. As mudanças externas, para mim, foram leves, ainda que notáveis; há um pouco menos cabelo grisalho em minha cabeça e uma aparência mais jovem em minha pele. Mantenha em mente que pratiquei essa técnica apenas por alguns momentos, com duração de vários meses. Decidi tentar utilizar outras meditações ou técnicas para encurtar o tempo da meditação de envelhecimento revertido ou outras coisas tomaram meu tempo, então parei de executar a técnica. Realmente, gosto de mudanças, mas também tenho de seguir meu próprio guia e fluxo internos. Ainda não descobri uma maneira de encurtar esse processo, mas continuo tentando.

Muitas outras pessoas tiveram mudanças físicas visíveis conforme praticavam essa técnica. Uma pessoa em particular teve sua barba, que era completamente branca, cheia de faixas de cabelo preto em apenas uns poucos meses. Ele relata que sua energia pessoal aumentou grandemente e que sua libido também. Como um efeito colateral da energia ampliada, ele vem se exercitando bastante e perdeu mais de 13 quilos. Conversei com aproximadamente uma dúzia de pessoas que utilizam essa técnica, as quais observam mudanças em sua aparência, assim como outras melhorias físicas. A maioria dessas mudanças nasce da prática diária da técnica. Parece haver algumas variações que podem ser úteis para você. Por exemplo, algumas pessoas visualizam que são jovens, com cerca de 16 a 20 anos de idade, enquanto realizam a meditação. Elas veem/sentem a si mesmas praticando esportes e desfrutando a vida como se tivessem aquela idade novamente. Sentem que essa atitude melhora a técnica, mostrando a seu corpo sua meta. Outras visualizam que são seus "eus" futuros e já são jovens e muito saudáveis.

A técnica da longevidade: mais opções práticas

Opção 1: Outra pessoa que obteve resultados maravilhosos tem uma vida incrivelmente ocupada, trabalhando de 12 a 15 horas por dia. Essa mulher tem um tempo livre muito limitado, de modo que ela inicia a técnica em um modo meditativo e, em seguida, prossegue com o dia dela. Ela enfatiza a varredura-respiração durante a hora, mas realiza suas atividades rotineiras matinais normalmente ao mesmo tempo em que faz isso. Ela escova os dentes, toma o café da manhã, etc. enquanto, simultaneamente, faz a varredura e a respiração, dizendo U-NAN para ela mesma. Quando ela termina o exercício, envolve-se na bandagem de luz elástica e, em seguida, continua com seu dia. Ela relata que seu cabelo perdeu o grisalho e, interessantemente, seu dano nos nervos de longa data no antebraço foi revertido completamente dentro de um período de duas semanas. Essa é talvez a mais rápida e impressionante das mudanças que me contaram ou vi.

Opção 2: As pessoas também realizaram essa técnica enquanto adormeciam. Começaram o processo utilizando uma abordagem meditativa (uma maneira silenciosa e altamente focada) e, em seguida, diziam a si mesmas para se manterem na varredura, respirando e dizendo U-NAN para si enquanto caíam no sono. Reportaram que, às vezes, acordavam duas ou três horas mais tarde ainda fazendo a varredura e respiração e, depois, envolviam a si na bandagem de luz elástica.

Qual dessas visualizações é melhor? Depende de você e de quão bem fica focado. Pessoalmente, acho todas essas técnicas úteis e aquela que escolho depende do meu humor no dia. Todos nós somos diferentes. Honre suas percepções e permita que sua sabedoria interna o guie. Realmente parece haver uma conexão entre seu estado de consentimento e a taxa na qual você há de perceber mudanças físicas e psicológicas. Quanto mais você atingir um estado de consentimento, mais rápido ocorrerão as mudanças.

A chave aqui é não ficar preso na única visão de que isso há de reverter sua idade, mas se abrir para a possibilidade. As pessoas observaram mudanças físicas; entretanto, a maioria de nós acha difícil meditar durante a hora necessária por dia. Até mesmo se você realizar essa técnica por apenas cinco minutos, e somente uma vez ao mês, tirará benefícios a partir da experiência.

Permita-se brincar e experimentar e ver aonde isso leva você. Observei que, quando você realiza esse processo durante 15 minutos ou mais, está, ocasionalmente, entrando em uma jornada. Se tiver essa experiência, pode escolher realmente seguir a jornada ou simplesmente ficar focado na meditação que tem para si. Eu altamente sugiro que você siga na jornada. Todas as vezes em que me permiti ter essa experiência, foi espantosa e profundamente satisfatória. Você pode sempre realizar a meditação em algum momento mais tarde. Brinque, permita e seja: esse é um estado muito satisfatório de se viver e é um estado que essa meditação ajuda a fomentar.

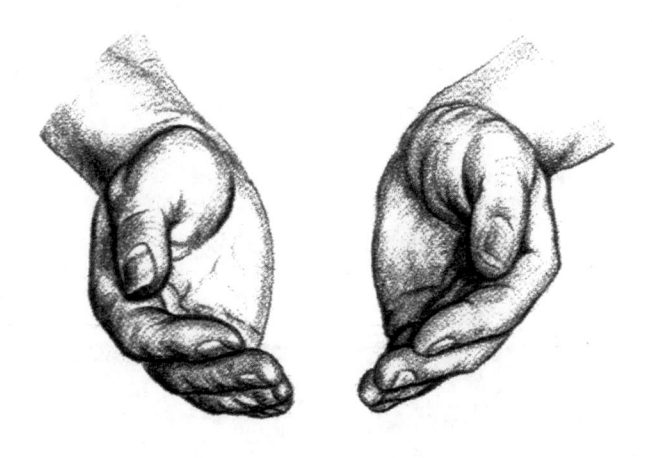

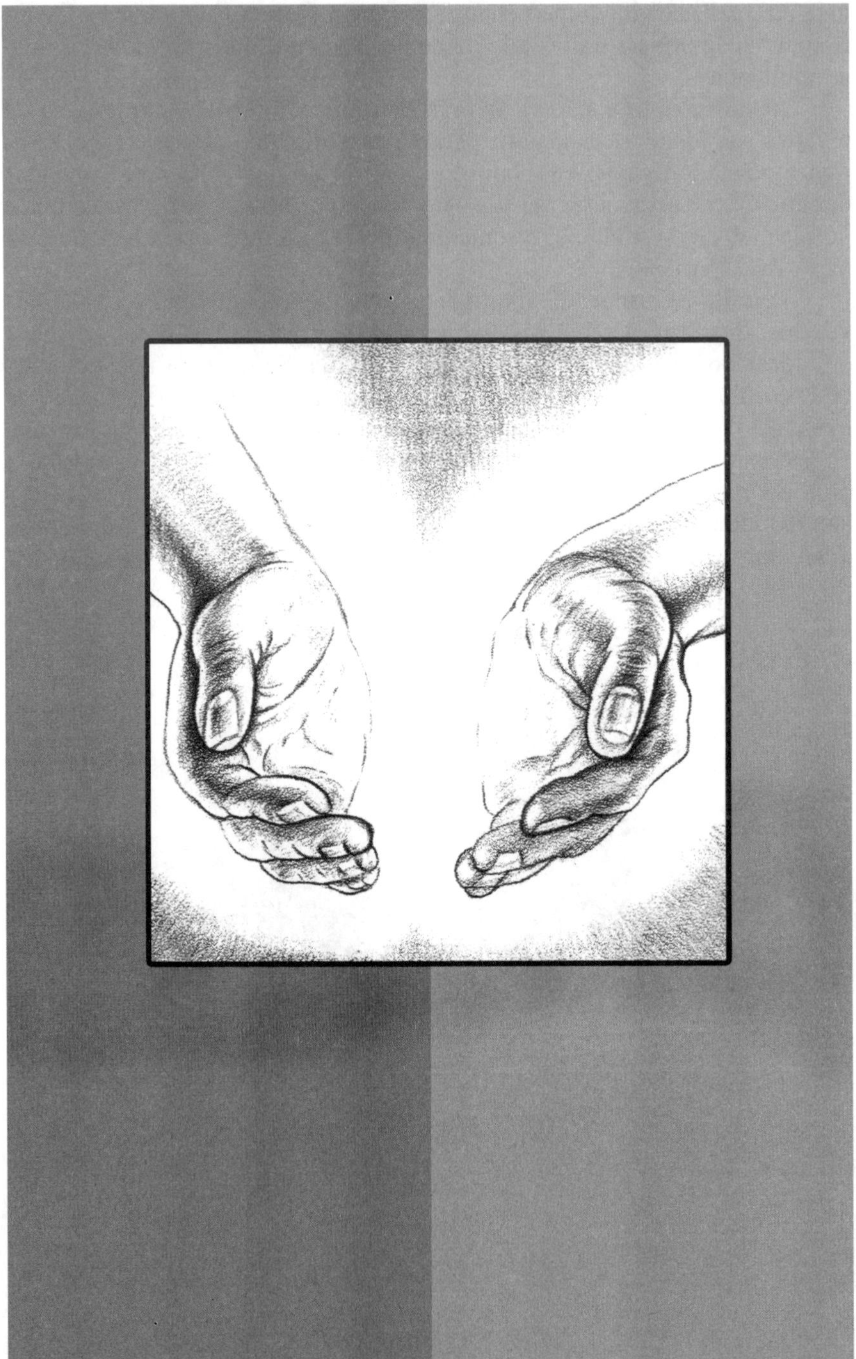

Capítulo 7

Foco Direcionado da Energia

*Se formos suaves como o junco,
Podemos nos adaptar a qualquer coisa.*

Encontro do local certo

"Para [este problema], onde eu deveria colocar minhas mãos?" Em geral, envie a energia até onde a dor está. Seja utilizando a técnica do sanduíche ou da triangulação, a área não é tão importante quanto o envio da energia a um ponto de encontro. A partir desse ponto escolhido, a energia há de se expandir e, conforme ela se expandir, isso levará você até onde precisa ir em seguida. Por exemplo, se você trabalha no ombro de um cliente, mas o cotovelo precisa de atenção, o envio da energia até o ombro, mais provavelmente, fará com que o cotovelo doa. Se isso acontecer, coloque suas mãos para baixo até o cotovelo e focalize-se lá. A dor conduz você até onde precisa ir. Escolha outro ponto focal (liberte a dúvida, abrace o consentimento). Pergunte-se: "E se eu pudesse direcionar a energia exatamente até onde eu desejasse que ela fosse todas as vezes... e se isso fosse fácil? E se não houvesse nenhum esforço?" Na verdade, não há nenhum esforço, a menos que você acredite que precise existir um: há apenas consentimento.

A síndrome da dor elusiva

Se a dor pular de um local para outro de forma relativamente rápida (aproximadamente a cada minuto ou dois), isso, com frequência, quer dizer que há algum desequilíbrio emocional. É como se a dor dissesse: "Dói, mas não olhe para mim aqui e eis onde estou, mas não olhe muito de perto". Eis quando você coloca o foco no trabalho emocional. Certifique-se de perguntar ao cliente se ele está disposto a explorar esse caminho. Explique que poderia haver algum diálogo envolvido. Não fique preso a como uma sessão deve ser. Como praticante, você está lá para servir, não julgar, e não há de ajudar se você tiver expectativas. Faça a varredura, respire e ofereça a energia, além de permitir que o Universo lide com o restante.

Obtenha um senso mais profundo de fluxo através de seu corpo

Uma das maneiras de inspirar um fluxo mais eficaz da energia é o de visualizar a energia como se fosse água fluindo através de seu corpo. Conforme ela sair de suas mãos, veja-a como focada ou direcionada até o ponto aonde você deseja enviá-la. Uma vez que você tenha esse foco, realmente enfatize o sentimento ou a visualização. Quanto mais essa imagem ou esse sentimento for reforçado(a), mais consistente você se torna e, depois de um tempo, isso é automático.

O papel do cliente

Periodicamente, verifique com seu cliente e veja como ele ou ela está. Conforme você trabalha, observe quando parecer que uma área esteja completa e, em seguida, vá para o próximo ponto que precisa de atenção. Também é apropriado perguntar ao cliente se ele acha que é o momento de mudar suas mãos de lugar, indo até o próximo. Gosto muito do retorno do cliente, de modo que este se sinta parte do processo. Às vezes, o cliente perguntará: "O que eu deveria fazer para ajudar?" ou "Eu quero ajudar". Quando isso acontecer, peça que o cliente iguale o padrão de respiração dele ao seu, se ele desejar, ou peça que relaxe completamente. Creio que, se o cliente tentar visualizar algo ou realizar uma técnica especial enquanto for tratado, acabará tentando demais, o que reduz a eficácia de um tratamento. Lembre-se de que quanto mais relaxado você estiver e mais relaxado estiver o cliente, melhor. É ideal fazer com que o cliente fique em pé quando você for alinhar o quadril dele. Certifique-o de que a posição é temporária, caso ele sinta alguma tensão. Logo que esse tipo de alinhamento for feito, o cliente poderá sentar-se ou deitar-se.

Tensões e possibilidades

Verifique para ver se há tensão em suas mãos periodicamente. Você pode fazer com que alguém erga gentilmente seu dedo e deixe-o cair de volta, uma espécie de sensação de "deixar-se cair". Esse é o tipo de toque que você deseja.

Deve sempre haver um grande nível de relaxamento nas mãos e nos dedos.

Esse é um bom teste para ver se você está realmente permitindo que suas mãos interajam com o cliente ou se está mantendo uma posição de tensão, permitindo que menos energia flua através de você.

Lute para obter o máximo de consentimento que puder. Quanto mais você puder acessar o consentimento, mais fácil será permitir que a energia flua através de si e mais fácil será enviá-la até o interior do tecido. É importante lembrar-se de fazer a varredura e a respiração. Quando se está altamente focado, é fácil esquecer-se disso. É importante manter a varredura-respiração, de modo que você não capte nada do cliente e extraia a energia do Universo em vez de si mesmo.

Quando estiver realizando seu trabalho de cura, pergunte-se: "O que acontece se chego a desfrutar do que estou fazendo? E se eu desfrutar disso o tempo todo, todas as vezes?" Como essa possibilidade afeta a energia e (especificamente) como afeta a habilidade da energia de viajar através do tecido do cliente? Para a maioria, esses pensamentos causam grandes mudanças. Por exemplo, alguns clientes dizem que parece que a energia fica mais suave: não há bloqueios de energia, as possibilidades parecem ilimitadas, e essas possibilidades ilimitadas acontecem onde você coloca seu foco. Com essa atitude, as coisas parecem corretas. Desfrute disso – permita que tudo isso flua.

Esteja ciente das perguntas que surgem dentro de você. Essa é, com frequência, a chave para o entendimento de onde coloca suas limitações e por que as coloca onde as põe. É apropriado perguntar a si aonde seu trabalho de cura está levando você e que tipo de pensamento você precisa permitir que se vá, de modo a alcançar a meta desejada. Isso se relaciona a quem somos e como gostaríamos de ser. Lembre-se de brincar, isso torna o aprendizado divertido.

Outros aspectos a ser considerados

Com frequência, quando a energia é adequada, a sensação é de que suas mãos convergem naquele ponto. Uma vez que esteja adequada, experimente utilizar a técnica de intensificação no cliente e veja o que acontece. Conceda a si bastante tempo para explorar e aprender o que as diferentes técnicas podem fazer. Até mesmo quando estiver realizando esse trabalho durante um longo período de tempo, ajuda pedir o retorno do cliente para obter uma ideia da sensação em relação ao que está acontecendo. O aprendizado é um processo contínuo. De tempos em tempos, monitore se está fazendo a varredura e a respiração através de todo seu corpo. Ao inalar, a varredura chega até a cabeça? Ao exalar, você está levando a energia para baixo através da parte interna de seus braços? Você realmente sente isso? A energia está fornecendo uma resposta cinestésica? Quando a energia realmente estiver adequada e parecer que há uma forte conexão, com frequência você vivenciará um aumento na quantidade de calor em suas mãos ou o cliente o sentirá.

Também é apropriado mudar a maneira como você imagina a energia entrando no corpo do cliente. Frequentemente, é útil pensar nesta entrando como uma névoa. Mencionei essa imagem anteriormente, mas é relevante nesse estágio de seu trabalho energético. Imaginar a energia em forma de névoa é uma sensação tranquilizante ou muito doce para o cliente, trazendo profunda satisfação e profundo alívio. Cheque para ver se você está se divertindo fazendo isso. Caso sinta que "esta é de fato uma ocasião triste e séria", você e o cliente se beneficiarão de seu estado mais leve em relação ao trabalho. Uma maneira de tornar-se mais alegre é visualizar o que você ama fazer e colocá-lo no "local de encontro" da energia que tiver escolhido. É muito importante sentir essa alegria acontecendo dentro do tecido. Frequentemente, isso causa incríveis mudanças no modo como a energia é percebida e como é recebida pelo tecido. Quando a energia realmente estiver adequada, com frequência a sensação é de que a energia se torna viva. Pode ter a sensação de uma flor se abrindo ou a energia pode ser percebida como se movendo para toda parte através do corpo do cliente, em vez de apenas estar localizada em um ponto específico, até mesmo se você estiver focado no envio desta a um local específico.

A parte mais importante do trabalho é que a abertura energética em suas palmas é imensa. Ao transferir a energia com essa visualização, você cria uma forte sensação de fluxo até a energia e, ao mesmo tempo, um sentimento de maior ausência de esforço. Não há outras limitações além daquelas que estão em nossas mentes.

Se você for uma pessoa que respira superficialmente ou acha difícil respirar rapidamente, pegue leve e pratique inspirações constantes, profundas e uniformes. Isso funciona muito bem. Varredura e respiração é o método utilizado para extrair e focalizar a energia ao redor através de seu corpo para a cura. Esse é um tipo mais ativo de trabalho com respiração, que eleva e fortalece o fluxo de energia. Encontre um padrão de respiração que seja confortável e ativo, ainda que sustentável. Quando você precisar aumentar o fluxo ou sentir que pode estar captando a vibração rebaixada de seu cliente, utilize o padrão de respiração mais rápido 1-1 (o Sopro de Fogo) ou o padrão de respiração 2-6. Ambos os padrões movimentam muita energia rapidamente, entretanto, também fica mais difícil sustentá-los durante longos períodos de tempo. Quando você focaliza no consentimento e na obtenção de profundidade dentro do tecido, um padrão de respiração mais lento permite que se concentre mais.

Algumas pessoas enviam a energia, mas ficam titubeantes em relação a liberar toda a energia. Preocupam-se de que possa ser muito forte ou (por algum motivo) dolorosa se for liberada com total abandono. Você não pode doar energia demais, então ofereça-a toda. A fonte dessa energia é ilimitada e todo o mundo com que você trabalha esperou por esse tipo de energia a vida inteira. É disso que se trata a questão. As pessoas tendem a temer seu poder tanto quanto ou mais do que temem seu fracasso.

Provavelmente a coisa mais maravilhosa a respeito do Toque Quântico é que ele funciona incrivelmente bem para quase qualquer pessoa, esteja você doando-o ou recebendo-o. Com um pouco mais de foco e algum consentimento, até mesmo as experiências mais incríveis estão disponíveis para você e seus clientes. Com frequência, visualizações fortes, elaboradas e expansivas focalizam a energia de um modo ideal. Esse tipo de visualização inclui todos os sentidos, não apenas a visão. Percepção é a chave – seu poder reside no modo como visualiza em combinação com o que acredita que possa fazer e quanto se permite vivenciar o que está além do ponto de vista do dia a dia.

Por exemplo, suponha que você tenha um senso de que (ou perceba que) uma área do corpo de seu cliente deseja ser nutrida. No olho de sua mente, "nutrição", em um sentido visual, parece-se com a visão de uma mãe segurando seu filho com um olhar de amor sem fim, uma imagem que oferece a você um impressionante senso de "correção". Quando utilizar essa imagem como seu ponto focal para enviar até ela a energia, estará oferecendo uma perspectiva única, assim como o toque, ao cliente, em um nível de profundidade no qual talvez possam nunca ter sido tocados; mas, pelo fato de você ter permitido que sua intuição o guiasse, a energia chega ao cliente perfeitamente. Conforme você transcender seu ponto de vista pessoal de limitação e permitir-se alcançar um nível mais e mais alto de possibilidades, criará uma mudança incrível. Essa mudança não está limitada à maneira como você oferece a energia a um cliente, mas sim altera o modo como você interage com os outros em sua vida diária. Se você se permitir deleitar-se nessas experiências, sua vida inteira começará a transformar-se e o mundo se abrirá diante de você. A longo prazo, isso quer dizer que essas práticas ajudam a nos apresentar aos mistérios do Universo.

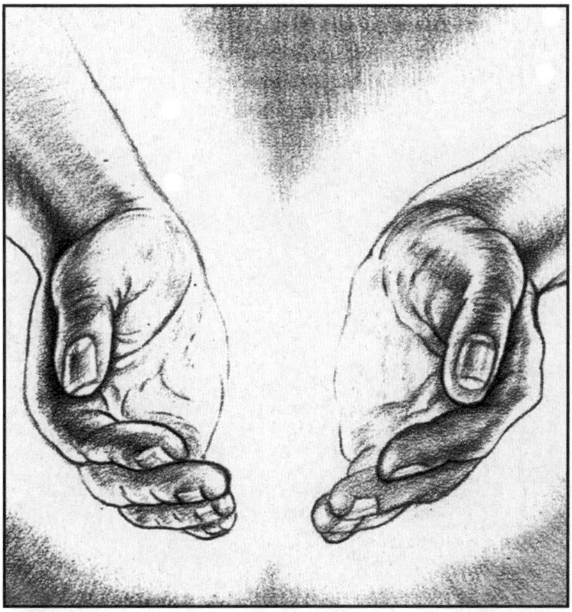

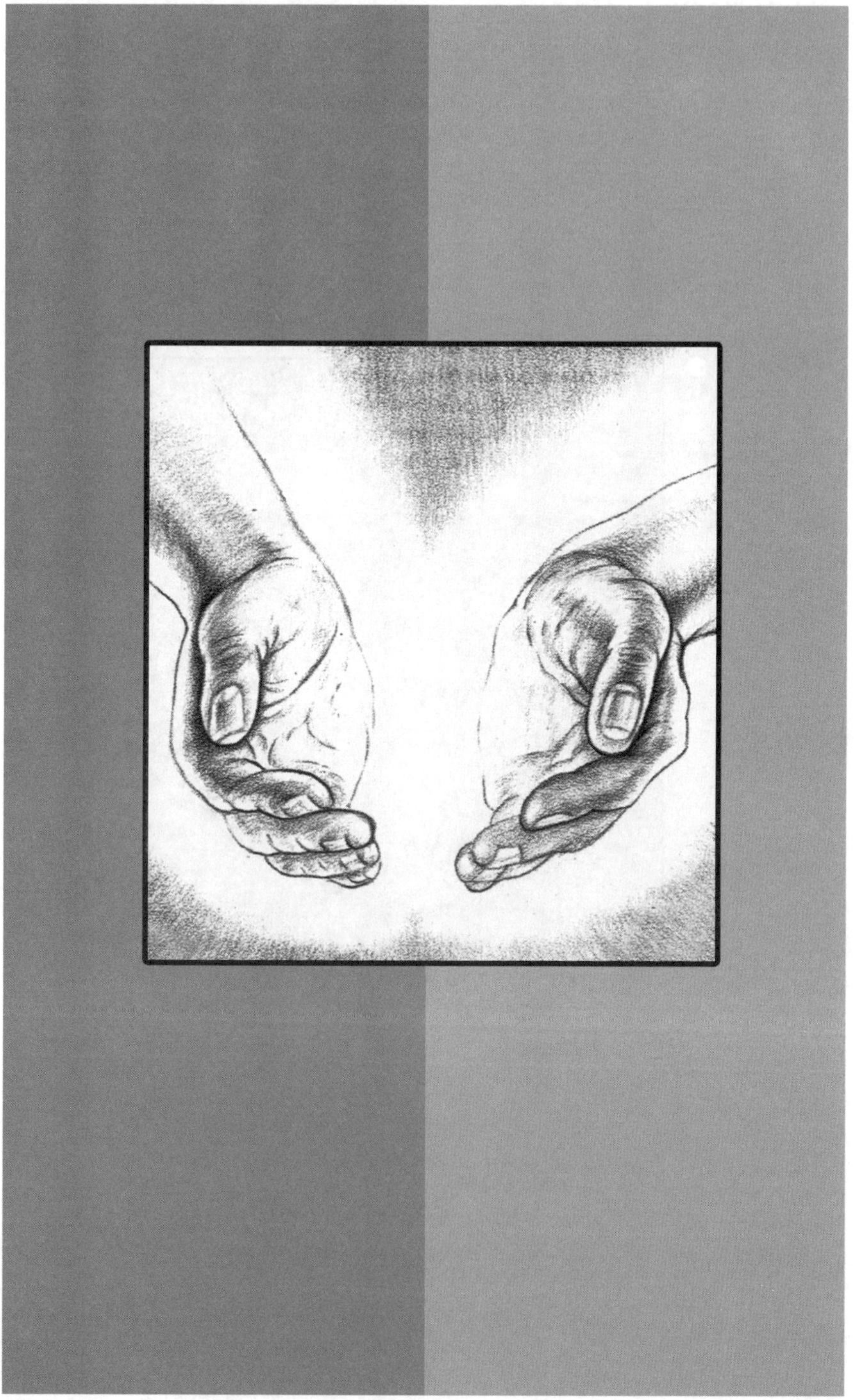

CAPÍTULO 8

Ressonância Revisitada

*Estamos de pé sobre os ombros dos Gigantes,
Ainda assim, estamos de pé.*

Se realmente podemos elevar a vibração dos outros, por que parece que às vezes não há mudança alguma? Lembre-se: tudo que podemos fazer é oferecer a energia. Cabe ao cliente escolher mudar ou não. É verdadeiramente fascinante fazer com que isso aconteça às vezes. Ocasionalmente, descobri que pode levar até uma semana ou mais (com sessões diárias) para que a energia alcance uma "massa crítica", quando se está lidando com padrões fortemente bloqueados. Essa é a quantidade de energia necessária para causar mudanças observáveis. Isso pode acontecer porque o cliente está tão esgotado que não há mais um reservatório de energia dentro dele. (Isso acontece mais frequentemente quando as pessoas estão em estado de profunda negação ou separadas de seus sentimentos.) Com múltiplas sessões, a energia começa a acumular-se e o sistema da pessoa ganha reservas energéticas suficientes para fornecer parte ao problema que parece ser o mais prevalecente.

Outro motivo para esse padrão é que (emocionalmente) o cliente não deseja realmente mudar. Um amigo meu tinha um cliente com as vértebras quebradas em seu pescoço porque uma árvore havia caído sobre ele no trabalho. O pescoço foi operado e estava estabilizado, deixando o homem com dor contínua, de leve a debilitante. Ele clamara total deficiência em virtude de seu estado e estava mais ou menos aposentado, com pagamento de licença de três trimestres. Ele começou a fazer tratamentos regulares e, após três ou quatro sessões, sentia cada vez menos dor. Começou a trabalhar meio-período e parecia que ele estava a caminho de uma completa recuperação. Então, ele parou de comparecer às sessões de tratamento.

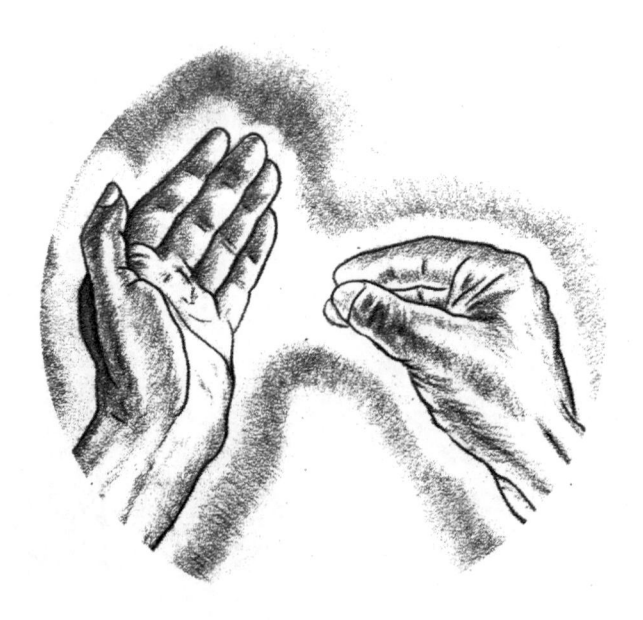

Quando questionado a respeito, disse que achava que "não estava realmente ficando nada melhor". Isso não coincidia com o retorno que o cliente vinha dando. Meu amigo percebeu que, se o cliente se recuperasse completamente, isso faria com que seus pagamentos por deficiência parassem e ele teria de voltar a seu trabalho regular de tempo integral. Isso não era o que o cliente desejava e, embora fosse parcialmente inconsciente, era óbvio (para um observador objetivo) que ele estava mais confortável tendo seus pagamentos que alterando seu estilo de vida.

O parágrafo anterior exemplifica que a forma escolhida por uma pessoa para desenvolver (ou viver sua vida) cabe a ela. Não leve esses tipos de situações no nível pessoal. Cada um de nós escolheu uma direção na vida e colhemos os frutos, sejam bons ou ruins, que acompanham essas decisões. Os problemas das pessoas sempre parecem mais simples vistos do lado de fora. Quando você não faz parte do "drama", é fácil ter as respostas. Preso ao drama, tudo que você vê é a manifestação disso tudo, sem nenhuma saída. Com tempo o bastante e energia suficiente, todo o mundo, em minha opinião, vivencia mudanças. Podem não mudar da maneira como eles ou você esperam, mas as coisas sofrem alterações sim. Muito pouco dos bloqueios de qualquer espécie pode se manter sem movimento algum antes de um ataque de energia suficiente. Com essas informações, lembre-se de que é o cliente quem realiza a cura.

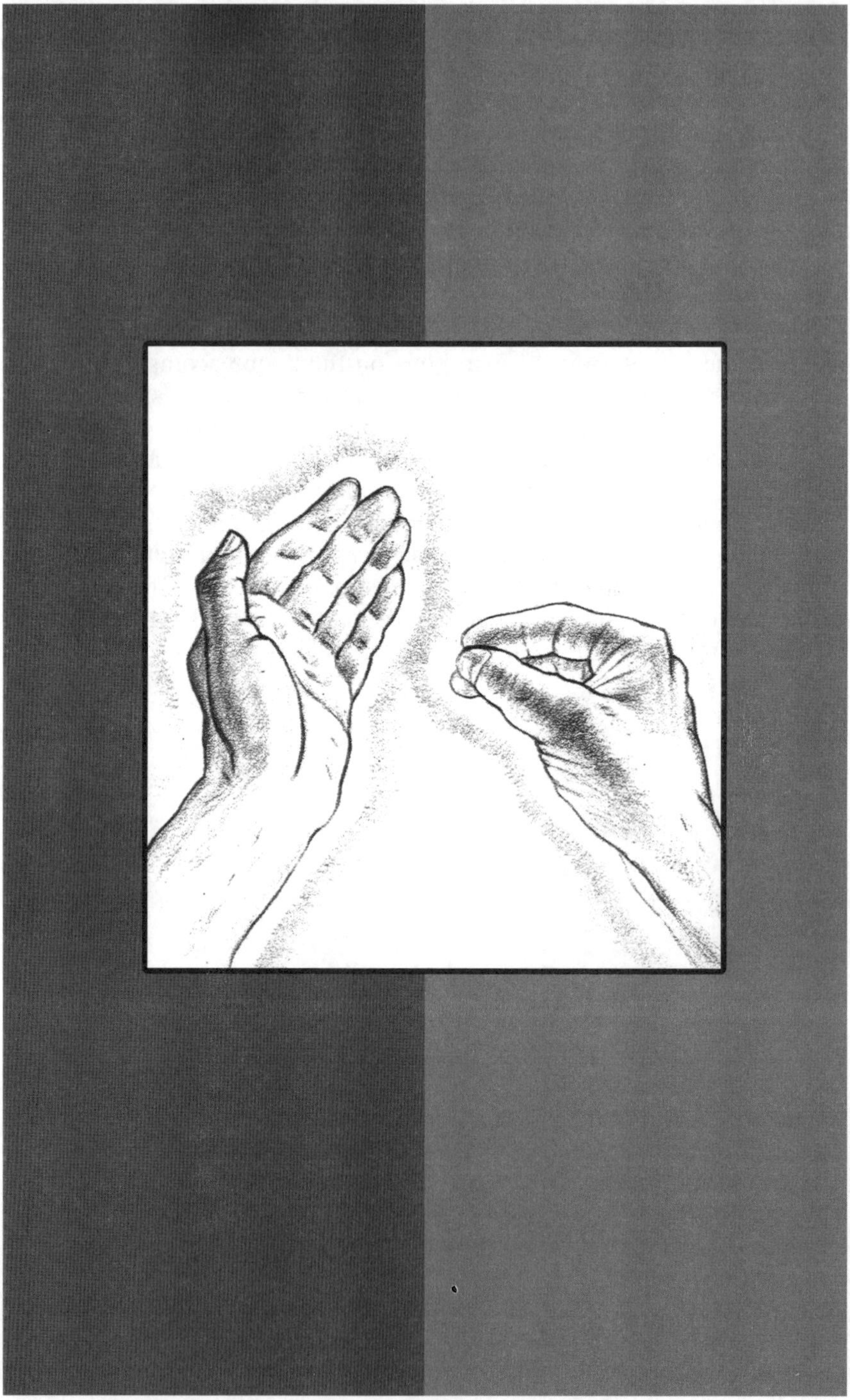

CAPÍTULO 9

U-NAN e o Verdadeiro Eu

*Todos estamos presentes para um propósito,
Que é saber quem somos.*

Uma das coisas que observei, após trabalhar com o padrão U-NAN durante um longo período de tempo, é que ele parece abrir um caminho para o centro do Verdadeiro Eu. Quando trabalho com as pessoas e olho para a região do peito delas, percebo que algumas têm uma luz ou um brilho que sai dessa região. Isso ocorre em muitas pessoas que realizam bastante meditação e estão trabalhando a partir de um ponto de vista do mundo centrado no coração.

Também observei que, quanto mais tempo as pessoas passam trabalhando com o padrão U-NAN, mais intenso é esse brilho. Isso ocorre em um período de tempo surpreendentemente curto também, geralmente apenas alguns meses. Essa é uma redução da jornada até esse espaço. Isso implica um tipo de consciência ou abertura que está, com frequência, apenas presente naqueles que meditaram durante muitos anos.

Você poderia perguntar: "Por que isso é necessariamente instigante?" Tudo que encurta o caminho até o verdadeiro eu é digno de nota. Sinais de quando uma pessoa chega mais perto desse estágio são os seguintes: uma visão geralmente relaxada do mundo, vendo o bem nas pessoas a cada dia que passa e tendo um senso positivo de propósito e uma felicidade geral interior.

Aqueles que praticam o Toque Quântico frequentemente observam um senso geral de bem-estar dentro deles. Conforme você realiza a varredura e a respiração, há muitos benefícios, um dos quais é uma tranquilidade interna. Isso acontece em parte pelo fato de que você está movimentando uma grande quantidade de energia o tempo todo e isso também ocorre porque nosso foco é ajudar os outros. Quando você adiciona a meditação das 12 cores e o padrão U-NAN, aumenta a conexão não somente com o "tudo-que-é", mas também com a configuração básica que forma uma estrutura com o "tudo-que-é". Se você pensar a respeito da meditação das 12 cores, começará a ver que é uma paleta de cores que exemplifica equilíbrio e harmonia. As 12 cores são assinaturas energéticas da célula saudável e, conforme as células demonstram mais saúde, seu corpo físico e sua vida começam a refletir essa maior harmonia. Você poderia dizer que as 12 cores são emanações do "tudo-que-é" oferecendo a você um ponto de entrada para o equilíbrio. O padrão U-NAN é o próximo passo nesse equilíbrio. Esse é um exemplo ou uma manifestação física/visual do bloco de construção básico de toda matéria. O ato de utilizar esse padrão constantemente estimula seu sistema para sua vibração. Essa exposição faz com que você entre na "vibração" U-NAN, a qual, por sua vez, o conecta mais profundamente com o padrão fonte do "tudo-que-é".

A natureza do trabalho energético é seguir vibrações. É irrelevante se as vibrações são visuais ou cinestésicas. Observe como você percebe as informações energéticas e dê início ao processo de exploração. Aonde esse caminho lhe conduz é algo único para cada indivíduo, ainda que haja um fio comum presente para cada um de nós.

Quando você se abrir para seu Verdadeiro Eu e focar sua atenção lá, vivenciará sua vibração. Na média, essa área parece ter cor dourada e, depois de utilizar o padrão U-NAN (por meio de foco de sua intenção), com frequência, ele fica circundado por uma matriz triangular que guia você até o centro do coração, de forma muito similar à de uma mandala. Uma mandala é um desenho ou uma figura que, com frequência, tem um padrão repetido que leva você até seu centro. O centro faz com que você mude ou ressoe em algum aspecto "ideal" de si mesmo. Há diversas possibilidades abertas a você quando isso acontece:

1. Uma possibilidade lhe confere acesso ao coração. Um senso de cordialidade e beleza, assim como uma natureza generosa, são atributos dessa vibração.
2. Outra possibilidade é o "verdadeiro eu". Essa experiência reside profundamente nesse espaço e está disponível quando você se permite realmente vivenciar essa vibração. A cordialidade e a beleza encontradas lá são, frequentemente, esmagadoras. Há um profundo senso de conexão com todas as coisas. Essas experiências não são únicas desse trabalho; elas estão simplesmente disponíveis em um período muito mais curto de tempo que em muitas outras modalidades. Ainda é preciso esforço para alcançá-las, mas fica bem mais fácil. Se estiver familiarizado com a ideia de ressonância e de adentrar espaços, esse é simplesmente outro exemplo disso. Quando você interage com qualquer coisa ou pessoa dentro ou fora de si (experiências, padrões, emoções, pensamentos, pessoas, etc.), é, no mínimo, afetado por isso e pode fazer uma escolha em relação a adentrar ou não esse espaço. A despeito de como você fica afetado, se escolher aceitar isso em seu mundo/em sua experiência pessoal, está adentrando o espaço. O padrão U-NAN é outro guia vibracional. Onde ele o leva cabe a você, conforme observar o que a vibração oferece a você. Mantenha em mente que essa prática meditativa não é uma panaceia e ainda está sujeita aos pontos fracos humanos.

Em minha experiência, qualquer ato ou ação coloca você em uma vibração específica. Conforme você entra em um nível de vibração, você muda. Essa mudança pode ser gradual ou rápida, dependendo do conforto que a vibração lhe oferece. Se essa vibração for agradável ou "falar" a você em algum nível, é levado para dentro dela e começa a "ser" aquela vibração em sua vida diária. Essa é a natureza do crescimento e da mudança. Alguns chamarão isso de milagroso, outros chamarão isso de prejudicial, mas você tem a autoridade final em relação a onde a vibração o leva.

Maneiras de aumentar a eficácia

O que você percebe quando faz a varredura e a respiração? Como é a sensação? Questionar-se dessa maneira abre você para novas possibilidades.

Todos nós desejamos fazer uma grande diferença com nosso trabalho. Contudo, procurar resultados é ficar preso à armadilha do desejo. Sente-se e observe o que ocorre; isso é o máximo de ligação com o resultado que queremos. Quando esperamos resultados, não estamos permitindo que a energia faça o que faz melhor, que é ir até onde é mais necessária e permitir que o corpo do cliente responda à energia como este escolher. Esse é um dos maiores bloqueios criados pelo praticante, que impede que a energia fique adequada facilmente dentro do corpo do cliente. Deixe que a inteligência do corpo simplesmente faça seu trabalho – apenas ofereça a energia.

O trabalho de cura em seu melhor acontece quando a atitude mental é apenas a de oferecer a energia. Como a oferta é utilizada, cabe ao tecido e/ou à pessoa a quem enviamos a energia. Quando podemos oferecer ao tecido a perfeição sem desejo nem ligação, as mudanças acontecem mais rapidamente. Quando a energia é oferecida incondicionalmente, sem expectativa, resultados maiores e mais profundos ocorrem. Isso não quer dizer que oferecer energia em um estado preparado não seja útil, porém é mais difícil para o cliente fazer uso desta com tanta facilidade. É como oferecer a alguém um pedaço de maçã realmente bom, no entanto, a pessoa não tem dentes. Se você dissesse a ela que pode preparar a maçã de qualquer maneira que ela quiser, então ela pode usá-la de uma maneira que seja mais adequada para si.

Uma das maneiras mais fáceis de ofertar a energia livremente é nos tirarmos da equação o máximo quanto for possível. Faça isso com um senso de possibilidade e descoberta e você pode ter uma conexão ainda mais profunda com o cliente. Enviar e focalizar a energia em uma área específica (o "ponto de encontro" da energia) é um modo excelente de facilitar a cura. Isso requer um pouco mais de atenção por parte do praticante, mas também cria mais força ou potência para a cura.

Pratique esses estados de consciência para acessar progressivamente estados mais profundos de consentimento e para entrar em um aspecto mais profundo de seu eu. Isso é ensinado com maior facilidade por um bom observador de energia, que pode guiar você de forma que possa ver ou sentir o que estiver falando. Também é possível fazer isso sozinho, colocando o foco no centro do coração e alcançando o mais longe internamente em seu centro quanto for possível. Isso dá a você acesso a estados até mais profundos de consentimento que jamais conhecera anteriormente. Algumas pessoas entram nesses estados muito naturalmente, outras podem ser ensinadas a fazer isso. Relaxe e trabalhe com um senso de brincadeira e descoberta.

Se a respiração do Toque Quântico é a caixa de ferramentas que utilizamos para obter acesso a determinadas energias, então as ferramentas que adicionarmos a essa caixa adicionam um foco maior e mais eficaz à nossa cura. Sua capacidade de perceber e processar as informações aumentará quanto mais praticar. Isso diz respeito a como baixar nossa guarda o suficiente para entrar em espaços dentro de nós que possam ter sido inimagináveis, uma jornada de autodescoberta. A forma como vemos a cura deve ser abordada sem prejuízo nem visão limitadora. Isso é o que nos permite explorar quem e o que realmente somos.

Os princípios básicos do Toque Quântico: o poder de curar

Sinto que é importante repetir os princípios do Toque Quântico aqui:

1. O amor é uma vibração universal.
2. O amor comunica-se com todas as espécies, funciona em todos os níveis e expressa nossa verdadeira natureza.
3. É a base de toda a cura e a essência central da força vital.
4. A capacidade de ajudar na cura é natural para todas as pessoas.
5. A cura é uma habilidade que pode ser ensinada e que fica mais forte com a prática. Os praticantes tornam-se mais fortes na transferência de energia e em sua habilidade de cura com o passar do tempo.
6. A energia segue o pensamento. O praticante faz uso da intenção e de diversas meditações para criar um campo de alta energia para circundar a área a ser curada.
7. A ressonância e o adentrar fazem com que a área seja curada para mudar sua vibração, de modo a equiparar-se com aquela do praticante. Este simplesmente levanta e mantém a nova ressonância.
8. Ninguém pode realmente curar outra pessoa. A pessoa que precisa de cura é o verdadeiro curador. O praticante simplesmente mantém uma ressonância, de modo a permitir que o corpo se cure.
9. Confiar no processo é essencial. O trabalho pode causar dor temporária ou outros sintomas desesperadores que fazem, todos, parte da cura. A força vital e o processo de cura funcionam com complexidade e sabedoria que estão além de nossa concepção e compreensão.
10. A energia segue a inteligência natural do corpo para fazer a cura necessária. O praticante presta atenção à "inteligência do corpo" e "corre atrás da dor".

11. O praticante também está recebendo uma cura ao realizar o trabalho.
12. Respirar amplifica a força vital. Combinar técnicas de respiração e meditação faz com que a energia se alinhe, o que muitas vezes aumenta seu poder, como um *laser*.
13. A sinergia é o efeito de múltiplos curadores trabalhando juntos e é maior que a soma das partes. Isso pode ser potente.
14. O dom de cada pessoa na vida e na cura é único. Algumas pessoas são especialmente dotadas para lidar com condições específicas.
15. A cura pode ser realizada a distância e pode ser altamente eficaz.
16. O Toque Quântico combina-se fácil e efetivamente com outras modalidades de cura.
17. A capacidade de conectar-se com a espiritualidade de outrem, de qualquer forma que seja percebida, além de pedir ajuda, naquele nível, acrescenta outra dimensão de potência a esse trabalho.

Histórias de Cura

A maravilhosa bandagem de luz elástica

Antes de aprender essa técnica, eu tinha um cliente que costumava me chamar três dias depois de eu haver trabalhado nele, dizendo que as mudanças em seu corpo advindas da sessão haviam se estabilizado e que se sentia ótimo. Desde que aprendi a utilizar a Bandagem de Luz Elástica, ela tornou-se uma questão de uso semanal. Ele me chamava no sexto dia após um tratamento, dizendo que a área em que havíamos trabalhado parecia ter parado de passar por mudanças e agora se sentia "realmente bem" e... "Isso não é incrível?" Verifiquei por mim mesmo, antes de aprender o envoltório energético, que as mudanças ocorriam no tecido durante apenas alguns dias e, com o envoltório, tais mudanças continuavam a ocorrer durante quatro a seis dias — uma diferença muito satisfatória.

A técnica do envelhecimento revertido em funcionamento

Trabalhei com uma aluna chamada Jean em minha aula de Aumento da Potência [do Toque Quântico] e, por acaso, vi-a novamente cerca de três semanas seguidas à aula. Ela havia praticado a técnica do envelhecimento revertido e tinha uma história incrível para contar. Logo que chegou para o *workshop*, ela exibia uma calvície de padrão masculino e tinha cabelo grisalho que tingia regularmente. Após apenas três semanas de prática com a técnica, não havia mais calvície, e ela não mais tingia o cabelo. Ela estava muito feliz. Além disso, a sensação na área do tríceps dela parecia ter voltado. Quando ela raspava as axilas, podia, de fato, sentir a lâmina de barbear, e ela tornou-se ciente de que poderia também sentir toda a área do tríceps, bem como o braço como um todo. O braço dela havia ficado dormente após a cirurgia de câncer de mama, dez anos antes da aula. Os médicos haviam lhe dito que esse efeito colateral não era incomum, visto que esses nervos são, com frequência, cortados nesse procedimento. Ela havia decidido repetir a aula porque tivera esses resultados maravilhosos; ela queria ver que outras mudanças eram possíveis. Eu estava muito interessado em visualizar a energia dela em virtude do fato de os eventos serem tão impressionantes. Sua rotação da energia de força vital branca (de realizar a técnica de envelhecimento revertido) se parecia com a de qualquer outra pessoa e ela simplesmente praticava todos os dias, até mesmo realizando seus afazeres diários enquanto realizava a técnica. Ela também relatara ser agora capaz de ver cores nas auras das pessoas. Ambos atribuímos isso à meditação das 12 cores. (Eu, também, depois de praticar a técnica durante apenas algumas semanas, era capaz de perceber cores de forma muito mais precisa do que anteriormente.)

Desatando a paralisia

Trabalhei com uma cliente que havia ficado paralisada antes do nascimento de seu segundo filho. Desde aquela época, embora a extrema paralisia tenha ficado para trás, ela ainda tinha um andar artificial, assim como problemas de controle da bexiga. Cada área com que trabalhei trouxe uma imagem de uma forma ou de outra. A dor no osso sacro estava relacionada ao nascimento de seu primeiro filho, que estava acima de 4,5 quilos no nascimento. Os problemas de paralisia dela estavam relacionados às imagens de medo de sentir alguma coisa. Caso ela sentisse alguma coisa, ficaria emocionalmente atormentada; assim sendo, ela se fechou. Acabou acontecendo que o segundo filho, embora fosse do mesmo pai do primeiro, havia sido concebido após um divórcio em um cenário de encontro-estupro. Desatar a imagem em uma parte de cada vez trouxe dor à tona, mas, após visualizar aquele quadro específico, a dor ia embora. Ainda havia muitas questões com as quais lidar em relação a abrigar raiva e ressentimento, entretanto, ela havia tomado as medidas que lhe permitiam começar a trilhar de volta o caminho em direção à saúde. A dor no pescoço diminuíra significativamente e seu campo de movimentação aumentara. A dor nas costas havia sido reduzida, mas ainda não havia sido eliminada. A dor foi eliminada na área do fígado e agora estava confortável e "acordada", como ela mesma expressava em palavras. Ela havia tomado as medidas principais em relação ao reconhecimento de quem ela era e o que aquele acordar significava em sua vida.

Todos nós seguimos em frente de acordo com nosso próprio ritmo.

Algumas pessoas se abrem em apenas uma sessão; outras precisam de várias sessões para que isso aconteça. Cada uma é 100% apropriada para aquele indivíduo. Podemos apenas mudar no ritmo em que estivermos dispostos. O perfeito é que podemos mudar e crescer em nosso próprio ritmo individual. Tudo que fazemos é 100% correto para nosso desenvolvimento. Pode parecer terrível e estúpido ter feito determinadas coisas, mas somos todos energia e esta é manifesta na forma de diferentes eventos, abrindo-nos para experiências em razão das vibrações que emitimos e com as quais nos relacionamos.

Maior consentimento facilitado por "agulhas" de acupuntura no TQ

Uma acupunturista veio até uma de minhas aulas para aprender como refinar sua capacidade de focalizar e direcionar a energia com o Toque Quântico. Conforme ela enviava a energia e verificava se esta era adequada (ou seguia profundamente para dentro do tecido), vi que o "consentimento" para ela era a experiência de como o Qi de um cliente responde, quando ela insere a agulha de acupuntura. Em seguida, fiz com que ela recriasse a sensação que tem a partir do tecido se imaginasse a energia na forma de duas agulhas inseridas na área e "experimentasse" a sensação (real ou imaginada) de um Qi profundo abrindo-se para ela e movendo qualquer estagnação presente na área.

Quando ela utilizava essas imagens e esses sentimentos familiares confortavelmente como um guia em seu trabalho com energia, imediatamente observava que a área com a qual estava trabalhando se abria e a energia era adequada, além de fluir profundamente. Havia um sorriso no rosto dela e um cintilar em seus olhos, conforme percebia as possibilidades que essa consciência trazia para sua prática e seu potencial para crescimento pessoal. Somos seres energéticos que nos abrimos para diferentes experiências (tanto boas quanto ruins), dependendo das vibrações que emitimos e com as quais ressoamos.

Consentimento – Parte 1: Qual é sua especialidade?

Sempre que trabalhar com alguém, tenha como foco suas forças. Tal como no exemplo anterior, o fluxo de energia obtido sem esforços por parte de minha aluna era inspirado por confiança sua e seu conhecimento de acupuntura. Qual é sua especialidade? Como é a sensação quando está em sincronia com esta? Utilize esse sentimento ou essa visualização para ajudar-se na duplicação de um senso de fluxo e profundo entendimento.

Qualquer coisa que traga a você alegria é realmente uma boa maneira de acessar o consentimento. Por exemplo, imagine-se dançando no centro do ponto de encontro energético ou até mesmo se tornando aquele espaço. Há muitas maneiras de abrir o ponto de encontro energético ou de encorajar alterações em energia, mas é muito importante que você veja ou sinta o que visualizar no centro do tecido em que deseja causar um impacto. Uma aluna visualizou-se dançando no centro do tecido e enviou a essa imagem amor, carinho e alegria. Isso fez com que a energia fosse enviada profundamente ao ponto de encontro e houvesse uma proporção muito mais rápida de mudança no tecido.

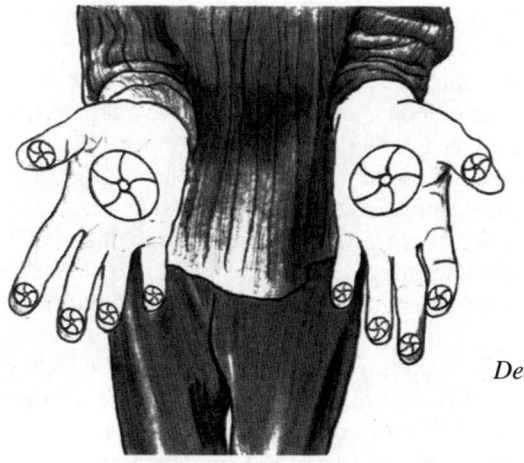

Dedos e palmas abrindo-se para o fluxo de energia como a íris de um olho

É realmente maravilhoso como muitos modos diferentes existem para acessar um profundo senso de consentimento. Nossa aluna era surfista. Quando ela acessava o local dentro de si que se sentia uno com a onda, para ela, isso era uma expressão de estar totalmente no presente. Ela estava naquele local de fluxo que nos torna completos e permite que sintamos harmonia com o eu e o Universo. A partir desse espaço, ela não mais se preocupava se estava realizando as técnicas corretamente, apenas se permitia ser. Curta a onda, seja e permita que as coisas aconteçam. Quando seguramos um fluxo, ele torna-se um ponto de entrada para nós até um entendimento mais profundo do Universo.

Consentimento – Parte 2: Como você se relaciona com o mundo?

Quando trabalho individualmente com os alunos, ajudo-os a descobrir quais métodos, imagens ou pontos de vista funcionam melhor para eles em seu trabalho com a energia. Essas "melhores maneiras" são, às vezes, aparentes no modo como funcionam como o Toque Quântico; outras vezes, é algo que aprendemos juntos. Relaxe e você poderá tornar seu trabalho com descobertas mais fácil para si.

Primeiramente, observe como você transfere ou envia a energia de um modo geral. Prefere utilizar as palmas da mão ou as pontas dos dedos? Acha que essa escolha muda, dependendo de com quem trabalha? Se gosta de utilizar as pontas de seus dedos, visualize-as abrindo-se como a íris de um olho. Você pode aplicar o mesmo conceito às palmas de suas mãos. Nesse ponto, você poderia pensar em suas palmas como grandes janelas de sacadas ou grandes portas de garagem. Essas imagens o encorajam a aumentar o fluxo de energia através de suas mãos.

Você é uma pessoa que "sente"? Tente ter a sensação do vento soprando através das pontas de seus dedos, senti-lo ou, ainda, imagine que estas estão ficando cada vez mais quentes e a fonte de calor reside no centro do tecido. Se utilizar bastante seu terceiro olho, pense nas pontas de seus dedos ou em suas palmas como tendo olhos perceptivos que veem profundamente no interior da área com a qual você está trabalhando.Ou coloque o olhar no meio do tecido e imagine os dedos enviando a energia até os olhos, dando a estes potência para que tudo vejam e proporcionando cura para o tecido.

Você é do tipo "que ouve"? É com o som que se relaciona? Ouça as pontas de seus dedos ou suas palmas enviarem uma vibração, como uma turbina girando incrivelmente rápida com uma alta vibração. Conforme as energias dos dois lados se encontram, observe a(s) mudança(s) no som. Ouça esse som no centro do tecido e permita que este se expresse em um rugir completo.

Você é uma pessoa mais visual? Visualize ou "veja" uma substância aquecendo-se na área em que deseja que a energia se encontre. Não importa muito qual "imagem" você utilize, visto que tem toda a ação ocorrendo naquele ponto de encontro de energia. Como isso afeta o tecido? O que você sente durante todo esse trabalho com imagens? A energia está se abrindo, mudando ou evoluindo no ponto de encontro? Pergunte ao cliente o que ele vivencia; peça, constantemente, retorno. Você não deve ser onisciente; apenas deve fazer perguntas. Às vezes, conforme trabalha, ouvirá respostas dentro de si mesmo. Isso ocorre cada vez mais conforme você realizar mais vezes esse tipo de trabalho. Parece uma extensão natural, pelo menos para muitos, do trabalho de cura com energia. Quando começar a ouvir respostas dentro de sua cabeça sem verbalizar conscientemente perguntas, relaxe e aceite que esteja obtendo informações. Confie em si e honre sua intuição, assim como o modo como esta se comunica com você. Permita que o Universo se expresse. Lembre-se de que o Universo está perfeitamente disposto a ensiná-lo, se você estiver perfeitamente disposto a ouvir.

Se você for mais um tipo de pessoa que não tem sensações em relação à energia nem a sente, de modo geral isso não quer dizer que ela não está chegando ao ponto escolhido e causando mudanças. Um aluno que mal podia sentir a energia entre suas mãos teve essa experiência quando juntou a visualização com o TQ. Sugeri que ele "visse" as mãos dele como dois aquecedores encontrando-se no centro de onde o cliente descrevera que estava o problema. Isso causou um imenso salto na quantidade de calor, quando o aluno teve essa visualização. Nós não precisamos, como praticantes, ser capazes de perceber as mudanças que estão ocorrendo (embora seja certamente conveniente), pelo fato de que você sempre pode perguntar ao cliente o que ele está vivenciando.

Caso nem o cliente nem o praticante sejam especificamente sensíveis, não se preocupe, faça com que o cliente monitore como se sente após o término da sessão ou até mesmo realize testes com o corpo do cliente, de tempos em tempos, durante um tratamento, para ver como está o progresso das coisas. Afinal, toda a prova reside na vida diária em seguida ao tratamento.

Dica: Não liberar a energia de suas mãos é um dos problemas mais comuns que as pessoas encontram quando começam a transferir a energia. Não importa quanto de "consentimento" você possa sentir, caso não libere a energia de suas mãos para dentro do tecido, os efeitos energéticos são vastamente reduzidos.

Uma vez que você esteja confortável em brincar com todas essas novas ideias, permita-se entrar no ritmo e fazer a varredura, respirar e consentir. Esses são bons princípios para reger sua vida.

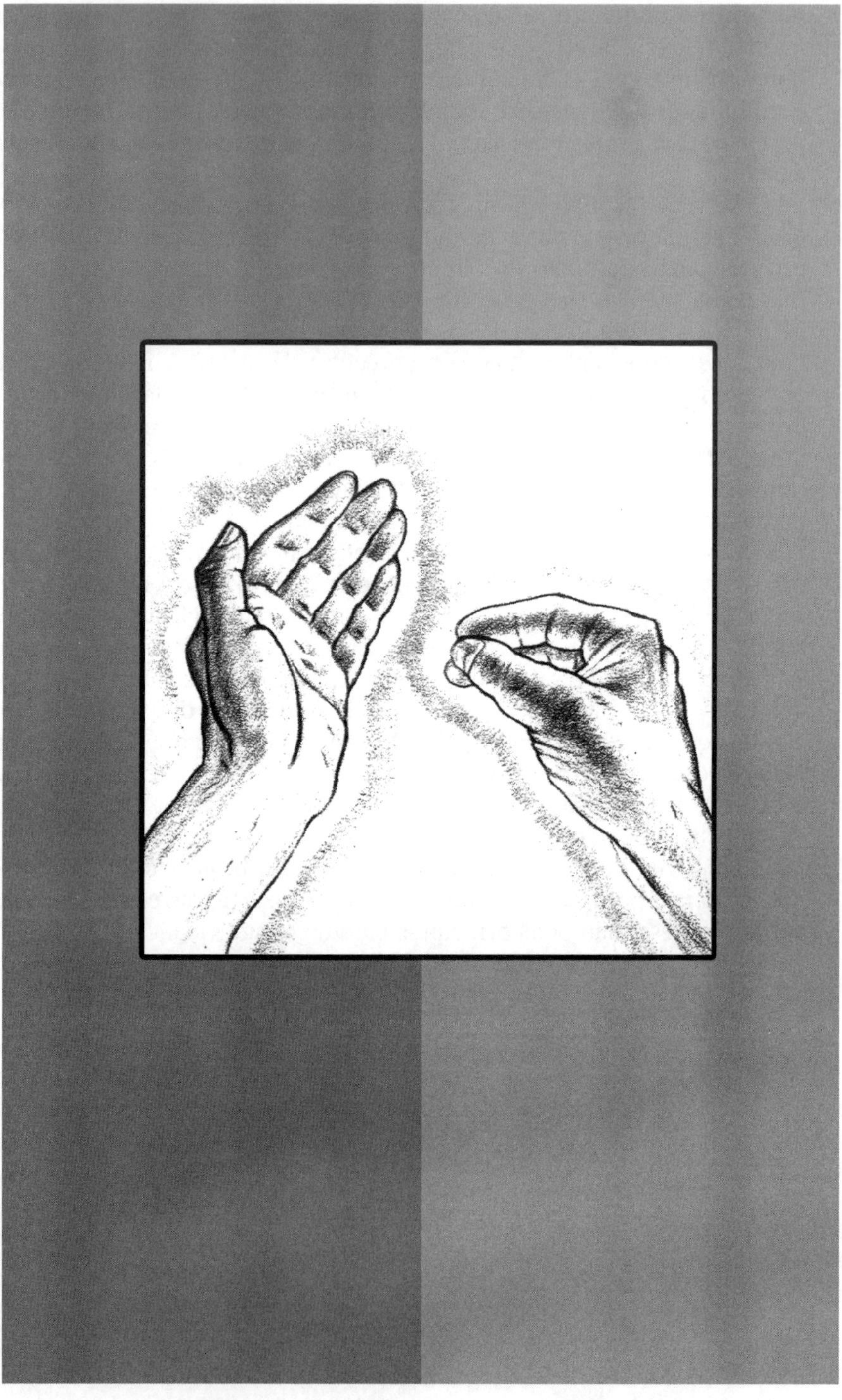

Capítulo 10

Percepção de Energia

*Permite-se que a percepção ocorra;
Tudo que temos de fazer é deixar
que isso aconteça.*

Como você percebe a energia?

Há uma grande variedade de metodologias para reaprender a perceber energia (prefiro chamar isso de "percepção" em vez de "visão"). Eis aqui umas poucas ideias:

Método 1: Caso você use óculos, tire-os. Olhe ao redor da sala com um foco suave ou um olhar profundo. A forma ideal seria que a luz estivesse diminuída (levemente escuro), e o pano de fundo visual deve ser branco ou pelo menos bem simples. Procure por bilhões de pequeninos "pontos" no ar entre você e outro objeto, outra pessoa na sala (cerca de 2,5 a 3 metros de distância), por exemplo, ou um abajur ou ainda uma mesa. Os "pontos" que você vê são as partículas de Qi e são os blocos que compõem o Universo. Você pode precisar fechar seus olhos para procurar, inicialmente, os pontos. Uma vez que tenha começado a percebê-los com os olhos fechados, pode, posteriormente, "vê-los" com os olhos abertos. Chamo isso de ver o Qi em um estado não compacto, isto é, não na forma de uma mesa nem de um ser humano ou qualquer outra estrutura sólida. Mantenha em mente que há muitos caminhos diferentes para a percepção. Você pode ser uma pessoa que percebe energia naturalmente de um modo completamente diferente. Talvez seja mais natural para você senti-la, ouvi-la ou ainda sentir o sabor dela. Faça experimentos e permita-se abrir-se para as possibilidades.

Método 2: Olhe para a área a uns 2,5 ou 5 centímetros adiante da cabeça de uma pessoa (a iluminação de fundo deve ser um pouco mais clara para fazer isso). Com frequência, aparecerá como uma coroa ou um halo incolor, ainda que brilhe levemente, como o calor se erguendo da estrada em um quente dia de verão. Lembre-se de utilizar um foco suave e um plano de fundo brando. Pratique isso com os olhos abertos e, caso não perceba nenhuma diferença, tente fazê-lo com os olhos fechados. Com a prática, a maioria das pessoas percebe algo rapidamente (cerca de cinco a dez minutos). A próxima etapa é olhar à frente da cabeça, deliberada e pacientemente, com um foco no olhar muito suave, e perceberá, com frequência, cores também. Essas sugestões são apenas uma maneira de abordar essa "habilidade". Caso esteja trabalhando com um professor ou guia, ele ou ela pode interpretar a maneira como seu aluno percebe energia e ajusta suas palavras de acordo com isso.

Método 3: Pratique isso em frente a um espelho, cerca de 1 metro a 1,5 metro adiante do espelho. Suavize a iluminação, mas não de modo que fique escuro demais. Arranje um plano de fundo brando por trás de si (pode pendurar um pôster simples como um plano de fundo provisório). Olhe para seu reflexo no espelho, suavizando seu olhar profundo, e observe a área além de sua cabeça. Pisque o menos possível e pratique esse foco durante cinco a 15 minutos de cada vez. Geralmente, dentro de duas semanas, você verá cores. Gosto dessa técnica porque você pode fazer isso por si e dentro de seu próprio ritmo. Caso, depois de duas semanas, não esteja "vendo" nada novo, é mais provável não ser esse seu ponto de entrada natural para a percepção.

Quando estiver utilizando a abordagem do espelho, observe se sente o cheiro, sabor ou ouve algo não usual. Às vezes você percebe isso, mas é com um senso dominante e diferente (isto é, não apenas "vendo" com seus olhos, talvez possa utilizar seu senso de cheirar, ouvir, etc.).

Honre o que você percebe e conscientize-se de que pode tomar notas porque a forma como você percebe pode ser diferente daquela percebida por outras pessoas.

Encontrei pessoas que eram bons percebedores, mas seu ponto de entrada para a percepção não é visual, pode ser sentimento, escuta ou quaisquer dos outros sentidos, inclusive um "saber" de que algo é verdadeiro. Todos esses tipos diferentes de percepção são tão bons quanto qualquer outro. Simplesmente não receberam muita atenção da imprensa. Permita-se experimentar e observar aquilo que você notar. Confie em si mesmo e, acima de tudo, permita-se divertir-se e maravilhar-se com o que está lá fora. É um mundo realmente maravilhoso.

O maior impedimento para a percepção é a autodúvida. Quando a maior parte das pessoas começa a perceber, duvida de si. A percepção é relativamente sutil, especialmente nos estágios iniciais, mas com a prática e com fé você ganhará confiança e habilidades. Converse com seus amigos que também estejam aprendendo, pratiquem juntos e comparem anotações. Isso, por fim, leva à mestria.

Trabalho de forma multidimensional: uma visão geral

Trabalhar de forma multidimensional dá a você acesso a outras energias e percepções passíveis de ser utilizadas e com as quais pode acessar caminhos muito diferentes de compreender as informações. Essas dimensões se apresentam de modos não usuais e requerem que "nos desliguemos" de nossas visões preconcebidas do Universo e de como este funciona.

O primeiro passo no trabalho multidimensional é esperar encontrar outras dimensões e, com essa expectativa, começamos a nos abrir para as possibilidades. A melhor maneira de dar início a esse processo é similar a entrar nos espaços do chacra. Imagine que todas as informações virão até você. Há, ainda, um senso de moldagem ou de "olhar" em relação ao que existe lá fora, ainda que seja mais fácil encontrar coisas sutis se pensar em si como um receptor. Olhe ao redor fazendo uso de sua intenção e, com o olho de sua mente, procure anomalias ou coisas que atraiam sua atenção. Para mim, essas anomalias parecem vagas, "em forma de gel", visões nebulosas ou planos horizontais, ou ainda alterações no campo visual que parecem ter profundidade e dimensão, mas não parecem existir nessa realidade. Se você alternar gradualmente seu foco mental, para cima e para baixo, de um lado para o outro, pode começar a observar essas coisas – algumas são maravilhosas e outras são apenas estranhas. Seu senso delas será único para você. Ainda assim, com muito trabalho de energia, haverá um fio de consistência através dessas experiências, quando compará-las com o que os outros sentem. Essas experiências parecem ser "de outro mundo". Embora tenham alguns pontos de referência nessa vibração, parecem oferecer efeitos incríveis neste mundo sem as limitações nem interpretações da vibração deste mundo. Por meio do uso desses novos pontos de vista, você pode "extrair" essa vibração e trazê-la para nosso mundo e realizar cura com ela.

Sempre permita que a imagem venha até você. Caso "alcance" longe demais, a energia que enviar cobrirá ou mascarará essas energias externas sutis.

Trabalho de forma multidimensional: especificidades

Se pensar em si mesmo como tendo um corpo (e a maioria de nós realmente pensa dessa maneira), também terá uma ideia de onde ele termina e começa. Lance sua consciência para fora de si e sinta para ver se encontra camadas de vibrações ou "espessuras" diferentes (estas são, com frequência, camadas de seu próprio campo energético). Estender sua consciência/seu senso de eu além de seu corpo é como ouvir um mosquito no escuro (você tenta sentir sua energia de modo a verificar onde ele realmente se encontra), ou é similar à tentativa de sentir a superfície de sua pele sem tocá-la. Se você praticar isso, melhorará sua capacidade de perceber quase qualquer espaço energético. Uso com extremo cuidado, quando procuro algo que nunca experimentei anteriormente, tal como você faria quando estivesse viajando: observar a paisagem e as pessoas para obter uma sensação do que ver e esperar. Uma vez que esteja familiarizado com uma nova dimensão ou espaço, simplesmente procuro vibrações similares (como marcos) para me guiarem. É como aprender a andar, exceto que este é um processo bem mais rápido.

Conforme você estender seus "sensores de sentido" fora de seu corpo, haverá objetos ou energias que empurrarão de volta: campos energéticos vindos de árvores, laterais de colinas, rochas, até mesmo de nuvens ou de outros planetas. Uma vez que você ganhe confiança em suas habilidades perceptivas, pergunte-se: "O que há além de 'aqui' daquilo que normalmente vejo?". Às vezes, depois de fazer essa pergunta, você pode sentir, ver ou até mesmo sentir o sabor da existência de outras realidades. Essas realidades são as outras dimensões. Você também pode pensar nelas como lugares onde existem outras energias. Alguns desses espaços oferecerão energia que pode ser canalizada para cura. Outras são lugares únicos que podem ensinar a você simplesmente qualquer coisa. Algumas pessoas dizem que essa é a forma como você começa a realizar a canalização, especialmente se for sua intenção fazer isso. As possibilidades são infinitas.

Cada espaço precisa ser experimentado para se ver quão bem este se traduz "nesta realidade". Muitos dos caminhos em que você viaja servem apenas para você – para ajudá-lo a se abrir. Outras experiências são para todos, e a única maneira de saber com certeza é explorando aquelas de mentes similares que estejam abertas para brincar com esses tipos de ideias.

Descobri que posso me relacionar com outras dimensões por intermédio de imagens e sons (pelo menos inicialmente). Esses sons podem variar desde os apelativos até os muito irritantes: chiados de tom alto, sons intermitentes, vozes reais ou pelo menos algo que pareça ser um som compreensível. Minhas outras experiências combinam tanto o ver (imagens visuais) como o sentir (um tipo de pressão), o que ocorre na região do terceiro olho. As outras dimensões parecem para mim cores diferentes, entretanto, geralmente, a princípio parecem ser cinza-escuro ou "quebras" em minha linha de visão. Conforme alterno meus olhos físicos de modo minucioso, levemente para cima, para baixo ou para os lados, isso ajuda a esclarecer o que sinto e a colocar isso em um foco mais refinado. Creio que vejo ou sinto esses outros objetos no olho de minha mente muito fortemente (sensação) ou claramente (visão). A princípio, os objetos parecem ser impressões efêmeras e, para mim, ocasionalmente têm um odor. Permita que todos os seus sentidos trabalhem para você. Depois de um curto período de tempo, sinto-me puxado ou atraído para dentro desses espaços.

Conforme abro meu campo e empurro-o ou estendo-o para fora, simplesmente observo o que sinto. Algumas dessas percepções incluem coisas que são suaves e ásperas, apenas para citar algumas. Algumas pessoas podem observar diferentes emoções vindo à superfície, ao passo que outras podem notar cores. Quanto mais você ficar acostumado em fazer isso, mais sutilezas observará nesse campo. Uma vez que eu esteja acostumado com as reações que o mundo físico produz, posso começar a procurar outras variações na paisagem energética. Algumas dessas variações são "outras dimensões". A energia que emitem e o ato de canalizar as sensações que produzem definem-nas como "de outro dimensão".

Se você realizar trabalho de cura enquanto estiver focalizando nesses espaços ou "dimensões", as reações do cliente variam. Você torna-se um canal para um fluxo que pode durar alguns momentos ou continuar durante um período de tempo muito longo (algo dentro de cinco minutos a uma hora). Essas "outras áreas" podem trazer informações a você, ao seu cliente ou até mesmo ao mundo. Algumas vezes, são até mesmo lixo. Sempre pegue as informações com um grão de sal e não faça delas um evangelho.

Teste as informações antes de agir com base nelas. Pergunte a seu cliente: "Isso tem alguma validade para você?". Isso se aplica a você, também, quando realiza experimentos: brinque com as informações, teste-as em comparação com o mundo físico. O que acontece quando você faz isso?

Conforme você ficar confortável em trabalhar em outras dimensões e tiver um senso de como acessar seu "verdadeiro eu", pode mesclar os dois (estou me referindo ao seu verdadeiro eu como é representado pela "luz dourada" na região do peito). Você descobrirá que seu fluxo energético e o estado de bênção (acessado por sua conexão com seu "verdadeiro eu") adicionam-se à intensidade da experiência tanto para o cliente como para o praticante. Quando você conectar seu fluxo energético nesse estado abençoado pela varredura-respiração, a experiência aprofunda-se ainda mais. A combinação desses aspectos do trabalho requer uma boa prática, mas é muito agradável.

Há uma tendência de desejar que as coisas saiam de uma determinada maneira, de pensar em nós mesmos como todo-poderosos ou oniscientes. As informações ou sua conexão com tudo-que-é às vezes serão dessa forma. Relaxe, não se leve a sério demais, aplique o que aprendeu e veja quais são seus resultados. Não é diferente da realização de um teste com um conceito científico, exceto que estamos lidando com o metafísico, em vez de lidarmos com o físico. A despeito disso, as informações têm de se provar verdadeiras nesse mundo.

Logo que você inicia a prática, encontra um momento em que está relaxado e confortável. Caso se considere uma pessoa tensa, medite ou pratique com foco na respiração antes de começar. Isso permitirá que a mente se acalme e que sua atitude seja mais flexível. Desfrute disso!

Percepção de Energia

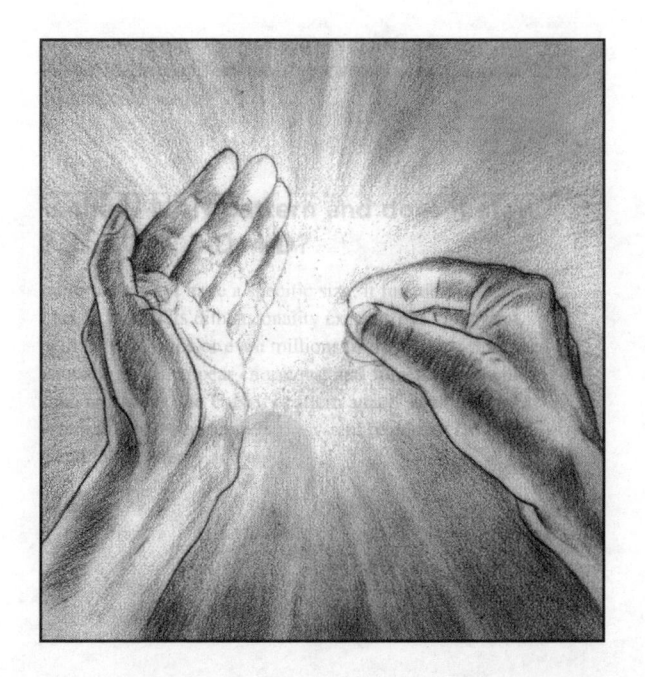

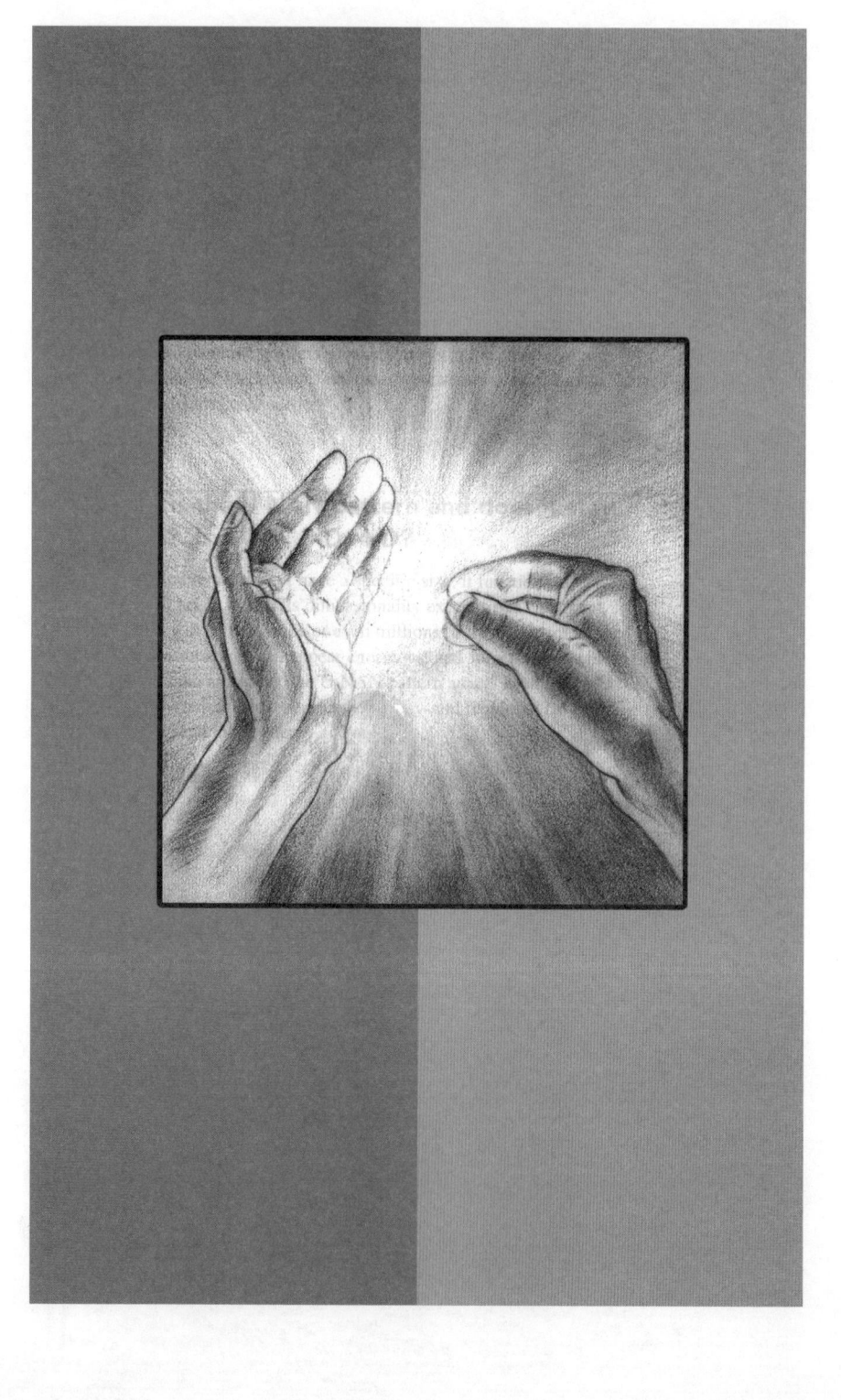

CAPÍTULO 11

Perguntas Frequentes

*Não é somente em relação a perguntas;
É sobre saber as perguntas certas.*

Quais são as cores que você "vê"?

As cores que você vê dependem de seu foco. Se você buscar o código energético do bem-estar para o corpo/a célula, verá aquele conjunto específico de cores. Caso você coloque o foco no corpo emocional, verá o que as pessoas consideram uma aura. Esta é geralmente percebida como cores claras que mudam constantemente e movimentam-se com cada pensamento e emoção. Caso seu foco esteja nos chacras, verá outro conjunto de cores. Em tempo, você há de apreciar a maneira como sua intenção afeta os padrões de cores que emergem. Lembre-se de que "cor" é somente uma das maneiras como as pessoas veem ou percebem a energia. Durante o período que eu tenho ensinado, percebi que as pessoas notam a cor de diversas maneiras. Algumas ouvem as vibrações de cor, outras sentem o sabor delas. Algumas veem as cores na forma de um padrão geométrico, ao passo que outras as sentem. Há tantas maneiras de perceber as cores da aura que é muito difícil listar todas as manifestações desse "dom". Perceber as cores é um dom que faz parte da habilidade natural de todo o mundo. Quando nascemos, a maioria de nós tem habilidades "não usuais", mas estas não são aceitas na família ou cultura judaico-cristã como uma expressão de percepção. Em virtude da falta de aceitação, a maior parte de nós perde ou faz uma triagem desses métodos de percepção, geralmente por volta de 6 a 7 anos de idade. Mais tarde, conforme desejamos saber mais a respeito de nosso mundo, podemos redescobrir nossas habilidades. Conforme nos permitimos acreditar que o que percebemos está realmente ali, essas habilidades aumentam cada vez mais até que possamos envolver todos os nossos sentidos. Quando isso ocorre, começamos a perceber além do que é fisicamente passível de descrição e, conforme o ditado, a jornada continua.

Qual é a sensação dos bloqueios?

Há um padrão bloqueado quando nenhuma energia parece estar entrando (isto é, quando tanto você como seu cliente têm muito pouco senso de calor ou de fluxo). Bloqueios podem ser percebidos de diversas maneiras e variam, até certo ponto, de acordo com o indivíduo. Por exemplo, esses bloqueios podem funcionar como um "buraco negro" ou um poço sem fim no qual você despeja a energia, mas esta nunca é adequada nem causa mudança alguma. Outra expressão do padrão é que a energia passa a sensação de como se fosse em direção ao tecido, entretanto, ela ricocheteia e volta, ou a energia parece entrar muito levemente, porém não é adequada nem entra no tecido. Pode dar a sensação de como se a energia entrasse, mas ficasse ao redor da área de dor, em vez de correr através desta. Quando você praticar, pergunte-se se há um senso de conexão entre suas duas mãos. Parece que elas podem interagir uma com a outra? Parece que elas criam uma nova harmonia entre si? Caso façam isso, não há bloqueio algum; caso não façam, há um bloqueio.

Minha cabeça fica girando após receber uma sessão. Por que isso ocorre?

Depois de receber um tratamento, especialmente se o foco for psicológico ou emocional, algumas pessoas se sentem um pouco tontas ou com uma sensação de estar girando. Quando isso acontece, é um exemplo da energia ficando "alta" na cabeça. Isso ocorre mais frequentemente se a sessão de TQ for encurtada antes de ser completada, ou pelo menos não receber o máximo de tempo que for necessário. Uma maneira de aliviar esse sentimento é realizar o TQ nos pés do cliente. Isso ajudará a aterrá-los e a conectar a parte de cima e a de baixo do indivíduo.

Por que nivelamos o occipício?

Ao nivelar o occipício, é preciso forçar bastante os músculos que mantêm a cabeça para cima, e isso ajuda a alinhar os ossos do crânio. Ajuda a eliminar dores de cabeça e, acima de tudo, a pressão no crânio. Além disso, o occipício e o sacro estão intrinsecamente ligados e o ato de ajudar um deles ajuda a liberar o outro e vice-versa.

Por que minha energia ou meu corpo se sentiria unificado com a pessoa com quem estou trabalhando quando eu houver terminado uma sessão?

Isso geralmente ocorre durante uma sessão quando a energia está fortemente adequada. Você deve estar em um estado de consentimento de modo a vivenciar isso. Isso ocorre porque, na verdade, somos todos um só. Essa é uma experiência de unidade e parece muito completa. Não fique preocupado — isso é algo com que se maravilhar e desfrutar.

O que acontece se nenhum tom surgir quando eu desejar fazer a entoação?

Quando trabalhamos com um cronograma em mente (isto é, a entoação), a "inteligência corporal", às vezes, assume o controle e somos direcionados por uma consciência "mais alta". Essa consciência nos impede de utilizar uma técnica específica durante um determinado período de tempo, até que o cliente esteja pronto para isso. Isso acontece em razão do fato de que, às vezes, precisamos estar quietos e permitir que o tecido aceite a energia um pouco mais lentamente. Se isso acontecer, continue com o trabalho do Toque Quântico calmamente. Não se preocupe com essa resposta. Lembre-se de que o Universo está sempre nos ensinando. Depois que você trabalhar durante um pouco mais de tempo, com frequência descobrirá que o tecido aceitará a entoação e você poderá, espontaneamente, começar a realizar o trabalho de entoação.

Quando a Força vital Branca girar (na técnica da longevidade) e isso levar você em uma "jornada", se a eclipse branca se expandir em termos de tamanho, você tem de torná-la pequena novamente?

Quando a "jornada" estiver realizada, sim, traga-a de volta ao tamanho original.

Como você sabe quando uma cura está finalizada?

Geralmente, uma cura está completa quando o cliente e o praticante não mais têm um senso de energia fluindo até a área e esta para de mudar. Outra maneira de verificar isso é se o praticante mover suas mãos para longe da área e estas parecerem que têm um campo forte ou muita ressonância entre si. Quando colocar suas mãos de volta no local, esse campo não é mais sentido. Nesse ponto, é útil usar o Sopro de Fogo ou a Técnica de Intensificação para que o cliente reinicie o fluxo energético novamente. Caso não haja nenhuma mudança, ou haja apenas uma mudança momentânea, estará finalizado. Lembre-se de finalizar com o envoltório Cobre, Prateado e Dourado.

Você faz a varredura a partir dos dedos do pé até em cima?

Sim. Conforme inalar, a varredura começa nos dedos do pé e segue até o topo de sua cabeça. Conforme exalar, a varredura desce pelas laterais de sua cabeça, através dos ombros e dos braços, até as mãos e para dentro do tecido ou da área em que estiver focalizado.

O que você observa?

Com frequência, vejo bloqueios expressos na forma de áreas escuras dentro do campo do cliente. Às vezes, essas áreas têm uma história a contar. Literalmente pergunto a elas (as áreas escuras) se há algo que desejam me dizer. Caso exista, pergunto se é apropriado dizer ao cliente o que ouvi. Caso a resposta seja afirmativa, conto ao cliente; se não for apropriado, não conto. Em outras ocasiões, vejo tons de cores. Tudo isso depende de como direciono meu foco e minha intenção. Por exemplo, se desejo saber sobre a impressão energética de bem-estar, focalizo minha atenção nas células. Se desejo saber sobre os chacras, coloco meu foco lá. De fato, vejo um caminho de cada vez. Posso operar em diversos níveis de cada vez se o trabalho exigir isso, alternando através dos múltiplos níveis se for preciso.

Se eu não "vejo" energia, posso realizar um trabalho avançado?

Este é um sim definitivo. Com um pouco de prática, descubro que poucas pessoas são incapazes de ver ou de perceber a energia de alguma maneira que adicione dimensão ao trabalho. Entretanto, tudo que alguém realmente tem de fazer é encontrar um ponto de referência a partir do qual vá trabalhar e despejar a energia do Toque Quântico.

Quando realizo a varredura e a respiração, por que as sensações corporais são tão importantes?

As sensações corporais (a varredura), em combinação com a respiração, são a base do trabalho com a energia. Quanto mais forte for a sensação corporal enquanto você realiza a varredura, maior será o fluxo de energia (através do corpo). Com o passar do tempo, você se acostuma com bastante fluxo energético e as sensações corporais se tornam mais um lugar comum. Você entra em um nível de vibração mais alto. Você também pode escalar em alturas maiores, ainda em termos vibracionais, um pouco de cada vez, simplesmente ao realizar o trabalho de cura. Para escalar a níveis ainda mais altos, em um ritmo mais rápido, realize as meditações da longevidade e das 12 cores.

Depois que crio um turbilhão com os chacras 8-12, preciso continuamente colocar o foco neles?

Não. Isso não quer dizer que você não precisa fazer com que girem de tempos em tempos, mas, uma vez que tenha criado o turbilhão, eles tendem a continuar em movimento durante cerca de uma hora por si sós. Como um grande pêndulo oscilando para a frente e para trás, uma vez que tenha começado, ele continua oscilando. Quando você atinge um nível estável ou algo resistente, não dói permitir que os chacras tenham um giro adicionado a estes de modo a levá-los a um nível de velocidade total.

E se outra cor vier em vez daquela que você estiver solicitando quando fizer uso de cores em sua sessão?

Geralmente, a inteligência do corpo sabe qual cor é necessária e há de extraí-la da energia que está sendo oferecida. Se você desejar enviar uma cor diferente daquela que o corpo solicitar, ela, com frequência, não entrará. O corpo do cliente muda as cores de acordo com suas necessidades. A utilização do padrão U-NAN reduz a probabilidade de deparar-se com esse problema.

As cores são as mesmas em outros estilos de cura energética? Por exemplo, verde tem sempre relação com a cura?

As tendências das cores dependem de com que nível de energia você está lidando. Se estiver focalizado nas cores dos chacras, tenderá a ver aquelas cores específicas (isto é, coloque o foco no primeiro chacra e você perceberá a cor vermelha). Entretanto, se você mudar seu foco para a aura emocional, vermelho não significará a mesma coisa. Seu ponto de referência é mutável e, por causa disso, o significado de cada cor também muda. É útil perguntar às cores o que elas estão tentando comunicar a você em vez de ter uma resposta memorizada. A vida é mudança e, com frequência, uma experiência ou expressão de um cor é simplesmente o eu interno tentando comunicar-se de uma maneira que não segue regras pré-definidas.

As cores são consistentes no que elas querem dizer? Como todos os curadores chegaram a um consenso em relação às cores?

Nem todos os curadores concordam com o que as cores indicam. Se dois observadores focalizarem no mesmo nível (isto é, as 12 cores ideais das células), é provável que vejam a mesma cor e tenham interpretações similares daquela cor. Entretanto, se eles não focalizarem no mesmo nível, com frequência verão cores diferentes e, portanto, terão uma visão diferente do que está acontecendo no corpo.

As cores emocionais são diferentes das cores físicas?

Definitivamente – e os significados das cores também diferem, dependendo de onde você focalizar (o corpo físico, o corpo emocional, os chacras, etc.).

Como e por que fazemos a "intensificação" (a técnica de Intensificação) da energia do cliente?

Nós "intensificamos o cliente" com nossa intenção, tal como "intensificamos a nós mesmos" com nossa intenção. "Intensificamos" a energia do cliente de forma que possamos adicionar dimensão e profundidade ao trabalho. Isso também eleva o nível de vibração do cliente mais rapidamente. A Técnica de Intensificação proporciona uma visão pessoal do problema físico ou emocional para que o corpo o processe *versus* uma visão mais impessoal do observador. Isso permite que o problema seja desvelado no ritmo do cliente.

Se eu estiver realizando uma técnica específica e isso parecer difícil, o que devo fazer?

Tente utilizar outra técnica. Nem todo método de sentir o centro serve para todos. A meta é sempre fazer com que a energia seja adequada e, então, deixar que esta faça sua parte. Se for difícil conseguir isso utilizando uma estrutura mental, mude a visão até que encontre uma abordagem com a qual seja fácil você se relacionar. A maneira como oferecemos a energia ou abordamos os bloqueios é única. Descubra outra maneira de visualizar o problema e busque referências a partir de sua própria experiência para tornar o problema mais fácil de ser abordado.

Por que temos de pausar ou suspender a respiração na meditação das 12 cores?

A suspensão da respiração permite que a cor na qual você estiver focando sature completamente seu corpo.

A energia negativa diminui a cor?

A energia negativa afeta somente o fato de que ela não permite uma conexão limpa ou visão de si. Se você sentir que está cercado de energia negativa, então é apropriado realizar o Aceleramento das cores para afetar seu meio ambiente. Isso não somente ajudará você a limpar suas cores, como também afetará a energia de todos que estiverem próximos a você.

Caso seu cliente tenha questões emocionais antigas, você tem de liberá-las em primeiro lugar, antes que possam passar por uma cura?

Você pode obter um alívio momentâneo sem uma liberação completa. Entretanto, em minha experiência, para se obter uma cura completa, você tem de ter tanto uma liberação emocional quanto uma liberação física. Oferecemos a energia e o que tiver de acontecer, acontece. Não temos de definir isso; ela encontrará seu próprio método de liberação. Confie na inteligência do corpo do cliente.

Experiências emocionais dolorosas manifestam-se na forma de dor física? Pode-se facilitar a cura sem saber qual experiência criou essa dor?

Sim, você pode curar sem saber do que se trata. Energia emocional dolorosa, quando captada logo no início, geralmente não formou uma ligação física profunda. Isso permite que ela seja liberada mais facilmente; entretanto, com frequência, ela reside no físico na forma de dor. Continue a enviar a energia e, geralmente, isso será resolvido em tempo.

Quando estou meditando, tenho tremores corporais de energia da Kundalini. A energia da Kundalini é útil nessa técnica de cura?

Sim, é útil fazer uso de todas e quaisquer manifestações de energia para aumentar sua habilidade de cura. As experiências que você tem com a energia que vem naturalmente ou que se expressam espontaneamente são, com frequência, as mais fortes das técnicas. Agradeça e desfrute disso.

Por que não consigo me curar tão facilmente quanto o faço com os outros?

Você entra em seu próprio nível energético conforme o vivencia. Você é seu próprio campo. Mudar sua própria ressonância não é algo tão profundo quanto ter outra pessoa mudando sua ressonância, a qual não esteja constantemente em seu próprio campo.

Por que expiramos 10% quando estamos realizando a meditação das cores?

Essa etapa é projetada para tirar alguma pressão dos pulmões. Isso permite que o diafragma se solte mais facilmente durante a fase de suspensão da respiração e faz com que você fique mais confortável durante essa parte da meditação.

Uso minha intuição para decidir até onde mover minhas mãos?

Sim, você pode, especialmente quando o cliente não estiver certo de onde as coisas estão localizadas. Sempre modero minha visão perguntando ao cliente o que ele está sentindo. Sempre obtenha retorno de seu cliente. Os clientes são o motivo pelo qual você está realizando o trabalho de cura, então inclua-os na equação da cura.

Quando estamos praticando a meditação das 12 cores, "enchemos" o corpo inteiro com a cor branca logo de uma vez ou imaginamos o branco emanando a partir do centro do corpo para preenchê-lo?

O ideal seria começar de dentro para fora; entretanto, contanto que o corpo inteiro esteja branco, está tudo bem.

Quão ciente e cooperativo o cliente precisa estar? (Como uma criança vendo televisão, por exemplo?)

O cliente pode estar totalmente indiferente ao que está acontecendo. Ajuda se o cliente equiparar o padrão de respiração dele com o seu e colocar o foco dele naquilo em que você estiver trabalhando, mas isso não é um requisito. Simplesmente leva um pouco mais de tempo para que a energia funcione.

Quando utilizamos o Tripé, onde a energia se encontra?

A energia encontra-se em um ponto similar ao *laser*.

Como saber se alguém está tendo cura permanente?

O cliente diz que se sente bem e não tem recorrência dos sintomas.

As 12 cores devem ser enviadas/deve-se meditar sobre elas em ordem (começando com o Branco e terminando com a Madrepérola)?

Sim, essa é a forma como estão posicionadas no corpo e como você deseja "acordá-las". Você pode repetir diversas vezes uma das cores se quiser, mas, com frequência, elas são mais fáceis de ser percebidas assim e fica mais fácil trabalhar com elas se for feito em ordem.

Ao praticar a técnica de perda/ganho de peso para perda de peso, você come menos ou processa o alimento de forma diferente em seu corpo?

Ambas as coisas acontecem: você, com frequência, come menos porque seu impulso emocional foi alterado, ainda que esteja processando o alimento mais completamente e, assim, precise de menos alimento para receber a mesma nutrição.

Para quais problemas ou doenças o Toque Quântico é bom?

Essa é, provavelmente, uma das perguntas mais comuns que ouço. Descobrimos que o Toque Quântico funciona com praticamente qualquer coisa. Isso não garante que todo indivíduo terá o mesmo tipo de resultados, mas muitos problemas diferentes responderam bem ao Toque Quântico. É importante que você faça experiências com essas técnicas: sabemos, com certeza, que terá algum efeito positivo. A quantidade de mudança ou os resultados são determinados pelo cliente, não necessariamente pelo praticante. Lembre-se de que o cliente é o curador.

Como se decide que abordagem utilizar?

Em geral: faça um sanduíche na área, escolha um ponto no qual a energia deva se encontrar e envie a energia. Como alternativa para o método do sanduíche na área entre suas mãos, use o método da "triangulação". Imagine que cada palma seja um ponto ou um emissor de energia e o ponto de encontro energético seja o terceiro ponto do triângulo. Qualquer lugar no corpo pode ser triangulado, a despeito de onde você colocar suas mãos. Simplesmente mantenha em mente que a maioria das pessoas deseja que você coloque fisicamente suas mãos na área de desarmonia, porque isso é, em termos psicológicos, mais reconfortante.

Lembre-se também de que não é importante se você usa o método do tripé ou suas palmas. Isso diz mais respeito a ter uma posição confortável que lhe dê um senso de obtenção de sua meta. Por exemplo, se você trabalha em uma vértebra do pescoço, parece mais exato fazer uso de uma posição de tripé, de modo a "focalizar precisamente" a energia em direção a uma vértebra, mas pode ser fisicamente muito desconfortável fazer isso. É melhor ajustar a posição de suas mãos porque o desconforto é um dos principais impedimentos do fluxo de energia. Embora uma abordagem possa parecer lógica, na prática, o conforto é a regra.

Ao criar a realidade, pode-se colocar um limite de tempo em sua solicitação?

Você pode fazê-lo, mas isso limita a maneira como melhor o Universo pode suprir você com o que deseja. O ideal seria permitir que o Universo o forneça no momento ideal, não preso a suas expectativas.

Transferir energia para rios poluídos pode purificá-los?

Sim, isso pode fazer uma incrível diferença. Consulte o livro *The Hidden Messages in Water* [As mensagens ocultas na água], de Masaru Emoto.

Por que fazemos a varredura através do corpo na inspiração?

O corpo age como uma lente: quanto mais você varrer a energia através dele, mais fortes serão os efeitos dessa energia.

Como você interpreta as cores que vê?

Interpreto as cores de acordo com meu foco escolhido (por exemplo: cores da aura, cores do código energético do bem-estar, etc.). Olho para as cores como estações: cada grupo de cores é definido pelo que eu desejo saber. É como escolher a qual canal de TV quero assistir.

Como as penas afetam as auras?

Penas são legais para limpeza e "clareamento" da aura, especialmente quando se lida com energias que são desarmônicas para você. Se você fizer a varredura e a respiração, isso automaticamente limpará e nutrirá o campo da aura.

A meditação das cores muda você?

Sim. Há um período de iniciação que geralmente dura de três a quatro dias, enquanto o corpo se acostuma com as novas "vibrações" que estão sendo restabelecidas no sistema. Depois dos 21 dias de prática, seu sistema começa a ressoar com a nova vibração, e as coisas mudam em um nível ainda mais profundo.

Por que não o Ciano no padrão U-NAN em vez do Azul?

A definição da cor Azul diz mais respeito à espontaneidade e à mudança que a cor Ciano.

Quais são as limitações nesse trabalho de cura?

As limitações parecem ser determinadas pela combinação do ponto de vista do praticante e do cliente. É a mente que busca limitações e parâmetros. Busque a abertura total para o consentimento e veja a área curada e qualquer coisa sendo possível.

Observo a esfera branca oscilando. Está tudo bem?

Sim, está. Branco é a fonte criativa e um desenvolvimento em direção à claridade. Sua atividade representa a manifestação dessa claridade.

Parece que estamos enviando Deus a Deus!

Bem dito.

Há que se ficar focado nas cores e no padrão o tempo todo?

Não, não há que se fazer isso. De fato, é melhor liberar aquele foco logo que você o tenha estabelecido e retornar à varredura-respiração, permitindo que a energia fique adequada.

Você deseja ou precisa parar o sentimento de "flutuar" após ter realizado uma sessão?

Faça-o parar apenas se este lhe perturbar. Eu acho isso muito satisfatório e, de modo geral, uma experiência relativamente agradável. Caso se torne difícil para você se concentrar, você pode sair para dar uma volta ou esfregar o rim 1 (o ponto de acupuntura), localizado na parte de baixo do pé. Isso ajudará a estabelecer bases para você, assim como o equilibrará.

Quando se está realizando cura a distância, você termina com o envoltório da bandagem de luz elástica?

Sim.

Quando se está realizando uma cura em grupo, envolve-se cada indivíduo ou o grupo como um todo?

Envolva o grupo como um todo e de uma vez, porque cada indivíduo fica envolto quando você faz isso. É como fazer bonecas de papel a partir de uma pilha de papel: recortar uma das bonecas produz muitas cópias desta.

O cliente sente minha energia mais de um lado que do outro, o que isso significa?

Isso geralmente significa que você precisa "intensificar" o cliente. É geralmente uma indicação de que mais "voltagem" ou energia é necessária. Muito ocasionalmente, isso ocorre pelo fato de você estar usando um relógio ou bracelete que está muito apertado. Solte o bracelete e veja como é a sensação.

A bolha ao redor do padrão U-NAN é transparente?

Sim, ela é.

Por que não utilizamos mais das cores emocionais na bolha nos tipos de cura para perda e ganho de peso?

Realize curas emocionais separadamente do trabalho "regular" de cura. Caso você realmente aborde as questões emocionais, é preferível lidar com elas em primeiro lugar, antes do trabalho sistêmico.

A dor é uma parte normal do processo de cura?

Sim, a dor é, com frequência, vivenciada no processo de cura, mas isso ocorre, geralmente, durante um curto período de tempo. Se houver dor, continue a enviar a energia até que a cura pareça completa. Geralmente, dentro de 24 horas, a área parecerá muito melhor. Isso acontece porque, de acordo com o modelo chinês, leva 24 horas para que o Qi realize um circuito completo no corpo.

Caso as cores na meditação das 12 cores não sejam exatas, está tudo bem?

Visualize-as o mais exatamente quanto for possível. Eu não fico agonizando sobre elas, mas trabalho de forma estável em direção a ter a cor correta em meu corpo.

Se obtenho informações canalizadas, devo compartilhá-las com o cliente?

Com frequência, compartilho as informações que obtenho com o cliente. Antes de compartilhar as informações, geralmente digo: "Estou tendo uma impressão de algo. Se tiver validade para você, ótimo. Se não, está tudo bem também." Quero deixar o cliente com o senso de que pode rejeitar as informações se assim o desejar. Com frequência, descobri que as pessoas ouvem essas palavras canalizadas e então pensam que elas têm de ser verdadeiras ou estão em "falta" de alguma maneira. Não quero que se sintam dessa maneira, então lhes dou a opção de interpretarem minha "visão" como um ponto de vista, em vez de um fato.

Por que meu corpo fica tão quente quando estou utilizando o padrão U-NAN?

O padrão U-NAN não somente focaliza a energia, mas canaliza muito mais energia através de você também. Isso é geralmente vivenciado na forma de calor. Essa intensidade, com frequência, é diminuída com o passar do tempo, visto que seu sistema fica acostumado com mais fluxo e as "tubulações" aumentam de tamanho de modo a carregar o fluxo extra.

Por que algumas pessoas querem muita energia de uma vez, ao passo que outras querem que a energia entre lentamente de modo a aceitá-la?

Todo o mundo é diferente. Algumas pessoas gostam de mudança muito rápida, outras gostam de mudança gradual.

Por que são formados os bloqueios?

Os bloqueios são formados por muitos motivos diferentes. A maioria é emocional; entretanto, alguns ocorrem simplesmente pelo fato físico do machucado. A mente lembra-se da dor e procura desligá-la. Isso cria uma área "guardada" que indica bloqueio.

Gosto de fazer a varredura no cliente de modo físico antes de começar. Isso oferece a nós dois um melhor senso de fluxo antes que eu comece.

Nunca me senti atraído por essa abordagem, mas sinto que, se os resultados que você obtém são satisfatórios, faça-o. Perceba que não é assim que o Toque Quântico é ensinado.

Por que a meditação das cores afeta minha capacidade de ver/perceber a cor?

Conforme seu corpo aceita as cores, sua percepção de cor aumenta. É como limpar uma janela: isso oferece maior clareza para todo o sistema. Pelo fato de a Meditação das 12 Cores "melhorar" nosso sistema, nossa habilidade também fica melhorada.

De que tamanho é o padrão U-NAN? Ele permanece consistente? É 2-D, 3-D, 4-D?

O padrão U-NAN não tem um tamanho específico; ele funciona em qualquer tamanho que for necessário. Sua dimensionalidade excede nosso ponto de vista. Às vezes, há milhares ou até mesmo bilhões de dimensões, porém, às vezes, apenas uma. Ocasionalmente, ele parecerá enorme e, às vezes, parecerá ser menor do que um átomo. O padrão U-NAN adapta-se para criar harmonia em um sistema de qualquer maneira que o sistema precisar. Não se preocupe, apenas envie a energia e desfrute disso.

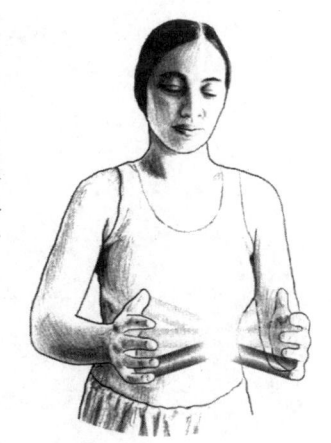

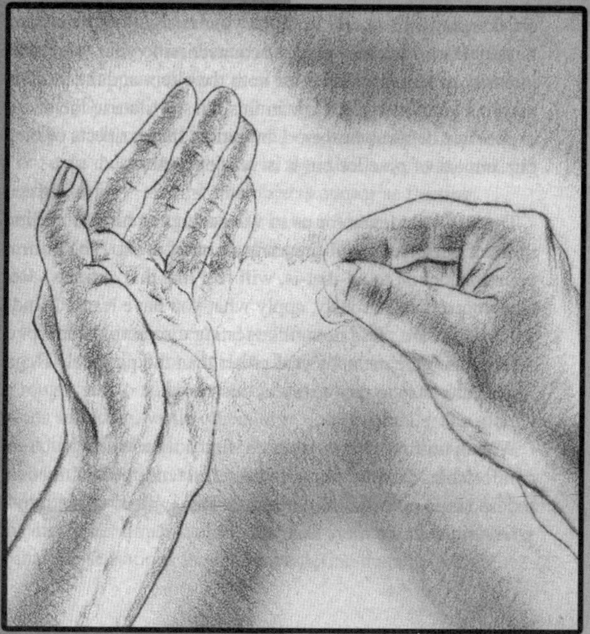

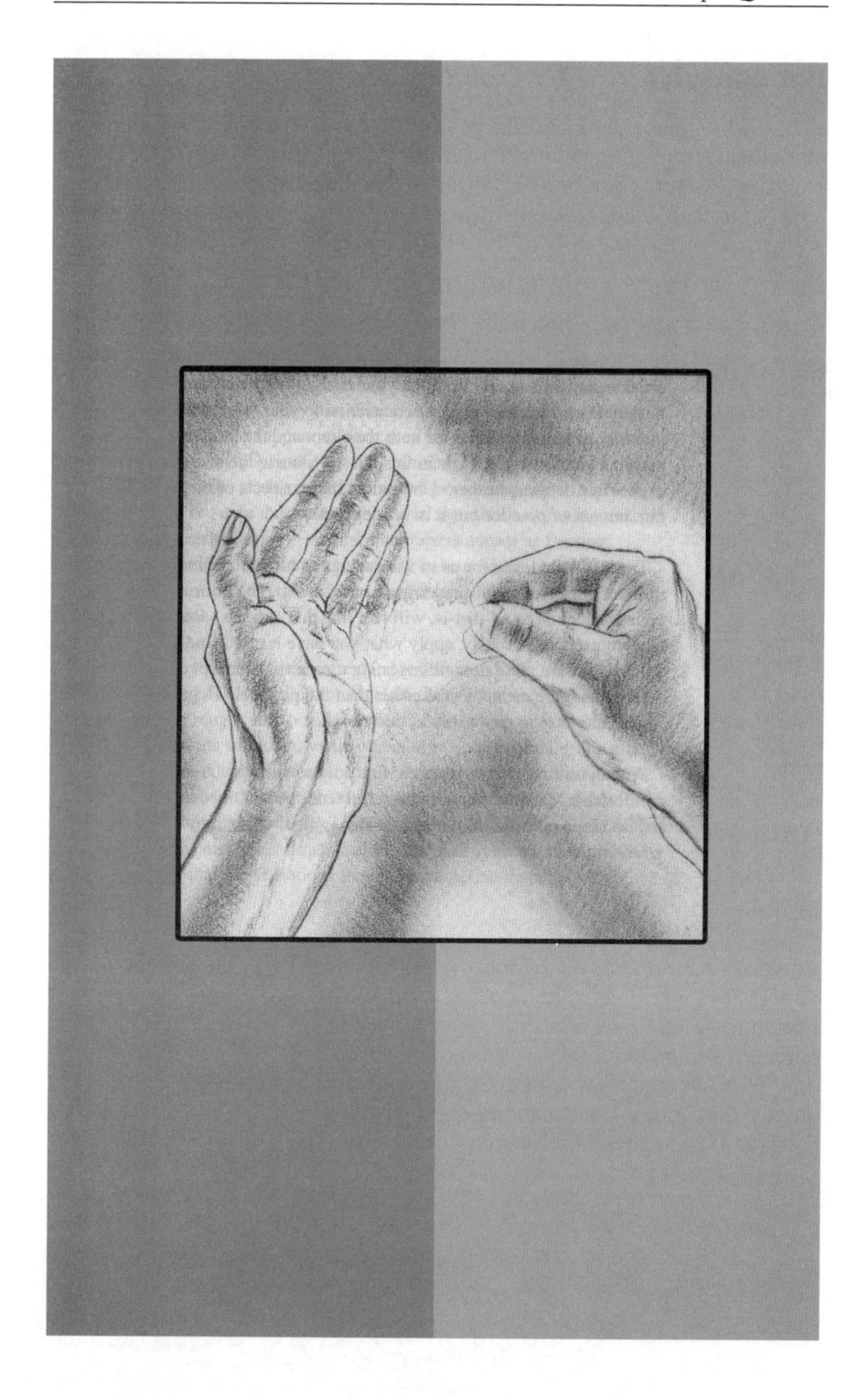

CAPÍTULO 12

Equilíbrio da Estrutura do Corpo

O que é que nos rege?
Nosso desejo de ser.

Observação: Quaisquer conjuntos em pares de pontos no corpo que possam ser medidos podem ser nivelados ou equilibrados.

Nivelando os quadris: Passo a passo

1. Medição do alinhamento dos quadris: As costas

    a. Peça ao cliente que fique em pé de frente para você e posicione-se de forma que seus olhos estejam nivelados com a parte superior da pelve do cliente. É importante ter certeza de que os pés do cliente estejam espaçados uniformemente e que suas pernas estejam retas. Observe se os sapatos do cliente estiverem excessivamente gastos em um dos dois saltos, pois isso afetará a medição. Quando estiver em dúvida, peça que remova os sapatos. Pergunte se o cliente foi diagnosticado com uma perna congenitamente mais curta que a outra e se utiliza insertos para compensar esse problema. O examinador pode ter feito um diagnóstico errado e pode ser que o cliente não precise dos insertos, uma vez que tenha sido feito o nivelamento. Ocasionalmente, até mesmo se uma perna for fisicamente mais curta que a outra, pode não ser necessário utilizar esses insertos ou pode ser que o cliente precise de um de tamanho menor.

    b. Use seus primeiros dois dedos em cada uma das mãos para encontrar a parte superior da pelve do cliente. Posicione seus dedos na parte superior dos ossos. Você pode ter de perceber as sensações nos arredores para encontrar os ossos, especialmente em uma pessoa não tão magra. Uma vez que tenha encontrado os ossos, deixe que seus dedos envolvam a lateral ou a pelve e arrume seus polegares de modo que formem uma linha reta em um lado da pelve na parte de cima do osso pélvico (como você seguraria um livro com as duas mãos). Certifique-se de que seus polegares estejam em linha reta por meio das costas do cliente de modo que possa determinar precisamente se um dos dois lados está em desequilíbrio. Os dois polegares formam uma linha reta através das costas do cliente? Ou um dos polegares está mais alto que o outro? Se a resposta for negativa, volte à Etapa 3; se for positiva, volte à Etapa 2.

    c. Um modo alternativo de medir o nível dos quadris é o de colocar seus dedos na parte superior da pelve e simplesmente visualizar o nível a partir dessa perspectiva.

2. Se um lado for mais alto que o outro, relaxe suas mãos e coloque seus polegares próximos às cavidades do osso sacro (mantenha as palmas relaxadas também). Escolha um ponto para enviar a energia e envie-a. Depois que tiver a sensação de que as coisas mudaram, ou após alguns minutos, meça novamente os quadris e veja se a pelve está nivelada. Se a resposta for afirmativa, vá até a Etapa 3; caso seja negativa, continue a enviar a energia.

Dica: Se for difícil nivelar a pele, meça o occipício e tenha certeza de que esteja equilibrado (consulte a explicação para o nivelamento do occipício). Visto que o osso sacro e o occipício estão intrinsecamente relacionados, ocasionalmente você tem de equilibrar um para permitir que o outro seja liberado.

3. Medição do alinhamento dos quadris: A parte frontal

   a. Uma vez que a pelve esteja nivelada, mova-se ao redor até a parte frontal do cliente e coloque seus polegares no ASIS do cliente (*anterior superior iliac spine* – [ponta do ilíaco superior anterior]). Este é um pequeno osso em forma de gancho localizado na parte frontal da pelve, o qual fica levemente protuberante. Em uma pessoa muito magra, esses ossos ficam mais protuberantes que em uma pessoa mais gorda (você pode ter de pedir ajuda ao cliente para localizá-lo, de forma que não tenha de ficar fazendo uma busca excessiva por este).

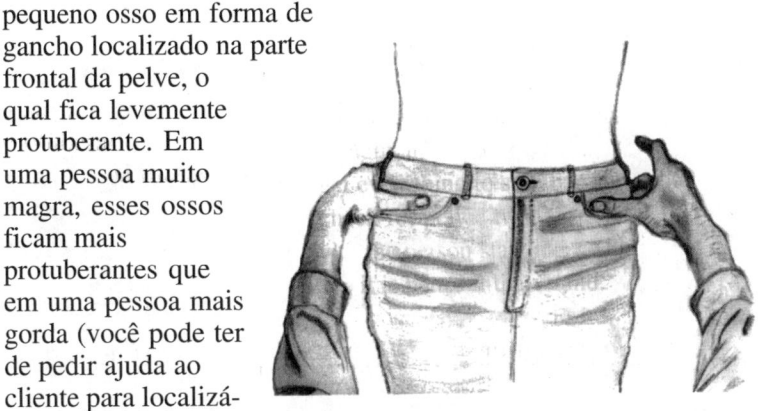

   Colocação da mão para a medição da altura e profundidade do ASIS

Posicione-se de modo que os ossos pélvicos estejam no nível dos olhos para obter uma medição precisa. Observe se os polegares estão na mesma altura e se um deles parece ir mais fundo que o outro. Geralmente, eles ficam na mesma altura, se as costas tiverem sido niveladas, mas nem sempre. Se estiverem da mesma altura, bom. Caso não estejam, vá até a Etapa 4.

4. Caso seus polegares não estejam na mesma altura ou um esteja alcançando mais profundamente que o outro, relaxe as mãos, deixando-os no ASIS e envie a energia até um ponto escolhido. Isso deveria finalizar o ajuste de altura. Faça novamente a medição e observe se a profundidade está ou não correta. Caso a profundidade seja afetada, isso quer dizer que há torção ou torcedura na pelve, a qual pode ser aliviada pelo foco em duas áreas diferentes:

   a. Com a face voltada para a lateral de seu cliente, coloque uma das mãos (com as pontas dos dedos apontando para cima, de modo a respeitar os limites do cliente) sobre a dobra da virilha e a outra mão diretamente atrás desta no meio das nádegas (isso faz um sanduíche em uma área que afeta todos os músculos e os ossos em cada lado da pelve). Escolha um ponto ao qual enviar a energia e ofereça-a. Envie a energia até que sinta estar completo e, em seguida, repita o procedimento em relação ao outro lado do cliente.

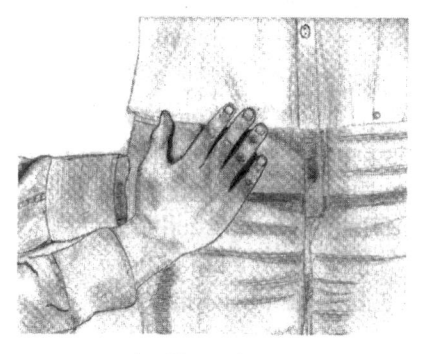

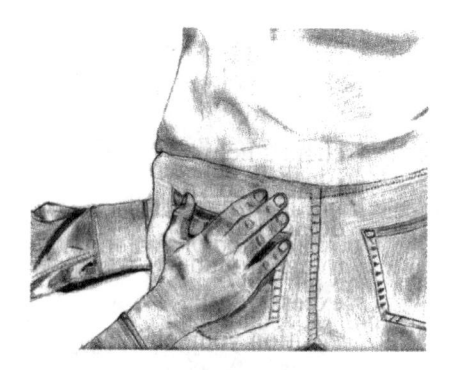

4a. Visão frontal   *4a. Visão de costas*

   b. O segundo lugar ao qual enviar a energia fica entre o osso púbico e o sacro. Coloque uma das mãos sobre o osso púbico e a outra no sacro, deixando a mão cobrindo o osso púbico levemente afastada do corpo (de modo a respeitar os limites do cliente) ou peça que o cliente coloque sua própria mão em seu osso púbico e, em seguida, peça permissão para colocar sua mão sobre a dele(a). Envie a energia até que tenha a sensação de completude. Faça novamente a medição e veja se não há mais torção ou torcedura na pelve. Sempre faça com que o cliente caminhe nos arredores durante um curto período de tempo depois de ter realizado qualquer trabalho de alinhamento, visto que isso ajuda a estabelecer as mudanças.

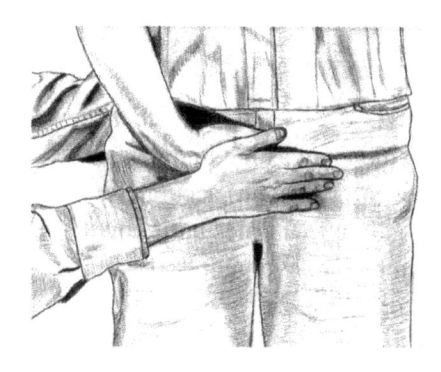

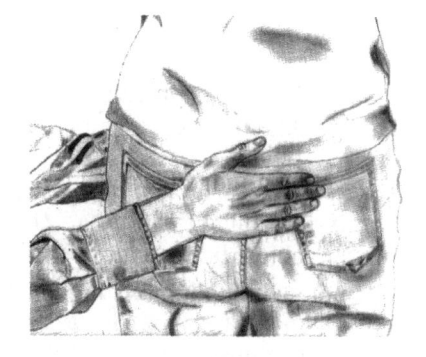

4b. Visão frontal   *4b. Visão de costas*

Dica: Às vezes, quando você nivela os quadris/a pelve, especialmente se houver uma torcedura, você pode ter de realinhar a altura e girar, uma vez após a outra, de modo a fazer com que tudo se estabilize (isto é, ajuste os quadris nas costas novamente e, em seguida, verifique a torcedura pélvica). Observe que, geralmente, é melhor alinhar a pelve com a pessoa parada, em pé. Embora isso possa ser feito com o cliente deitado, é melhor se estiver de pé.

Nivelando o occipício: passo a passo

1. Encontre o occipício

    a. Comece colocando seus polegares na parte de trás da cabeça do cliente com os polegares nivelados ou paralelos em relação ao chão, cerca de 2 polegadas afastados e, em seguida, para baixo, até que sinta um leve afundamento e, a seguir, um ponto alto ou sulco. (Você deve ser capaz de ver seus polegares, de modo a certificar-se de que os posicione sobre o cabelo.) Depois desse ponto alto, também chamado de sulco occipital, os polegares encontrarão uma cavidade de tecido mais suave. Pressione em movimentos para cima esse tecido suave, ainda que firmemente, até que sinta a parte sulcada (os ossos do occipício) debaixo. Verifique e veja se os dois polegares estão na mesma altura em relação um ao outro. Certifique-se de que seus olhos estejam no mesmo nível dos polegares, de modo que possa julgar precisamente o nível (se está ou não nivelado). Repita essa técnica de medição novamente algumas vezes até que esteja confortável com ela. Se os polegares estiverem nivelados, bom. Caso não estejam, observe qual polegar está mais alto (e vá até a Etapa 2).

2. Nivele o occipício
   a. Deixe os polegares onde estão e permita que as palmas das mãos e os dedos se sobreponham nas laterais da cabeça e nos ouvidos, com o uso de seu toque-padrão leve. Direcione a energia do Toque Quântico e o occipício, geralmente, ficará equilibrado em poucos minutos. Isso corrige a altura ou nivela o occipício.
   b. Verifique a profundidade dos polegares com o uso das mesmas etapas listadas na seção um. Um está "mais profundo" que o outro? Se você vir isso, indica rotação. Para corrigir, coloque cada uma das mãos em cada uma das laterais da cabeça logo acima das orelhas (isso deixará as mãos sobre os ossos temporais). Escolha um lugar em que a energia há de se encontrar e envie-a até esse lugar. Depois que tiver a sensação de completude, faça novamente a verificação da altura e da profundidade do occipício. Esse alinhamento acontece um tanto quanto rapidamente: consegui equilibrar o occipício simplesmente alcançando a área na qual desejava trabalhar. Isso sempre foi maravilhoso para mim. Nivelar os omoplatas.

3. Meditando o nível das omoplatas
   a. Encontre o limite interno (limite medial ou vertebral) das omoplatas. Deslize os dedos ou polegares abaixo, na extensão do limite, até que chegue na parte de baixo. Observe o ponto mais baixo e coloque seus polegares para cima contra esses pontos.
   b. Os dois níveis estão na mesma altura? Se estiverem nivelados, não há nada a ser mudado. Se estiverem desnivelados, escolha um ponto e envie a energia de modo que se tornem nivelados.

Isso é bom para equilibrar os ombros.

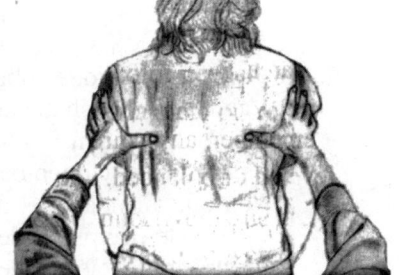

Medição das nível das omoplatas

Equilíbrio da Estrutura do Corpo

4. Nivelamento do esterno e da junta da clavícula.

   Observação: Isso torna a respiração mais livre e mais fácil.
   a. Há um inchaço no local onde a clavícula se junta ao manúbrio. O inchaço está na clavícula em si e é encontrado próximo à junta do esterno. A protuberância desse "inchaço" varia de pessoa para pessoa, mas está presente em todo o mundo.
   Às vezes, descobrir isso é um tanto quanto difícil, mas, com um pouco de prática, você ficará bom nisso.
   b. Coloque ambos os polegares alinhados um com o outro e com o solo. Com a parte macia de cada um dos polegares nesse ponto, veja se os dois polegares estão na mesma altura em relação um ao outro. Se não estiverem, escolha um ponto e envie a energia de modo que essa área se torne nivelada.

5. Lembre-se de que quaisquer conjuntos em pares de pontos que possam ser medidos podem ser nivelados ou equilibrados.

Crie suas próprias técnicas

Quando trabalhar com clientes diferentes, lembre-se de que o padrão U-NAN cuida de 90% ou mais de seu trabalho de cura. Isso quer dizer que não há necessidade de circundar o padrão U-NAN com uma bolha e adicionar mais cores. Deixe que o padrão U-NAN faça seu trabalho (que é o de fornecer quaisquer cores que se fizerem necessárias), relaxe e desfrute da oferta da energia enquanto diz U-NAN a si mesmo. Entretanto, há vezes em que você sentirá uma necessidade de ser inovador.

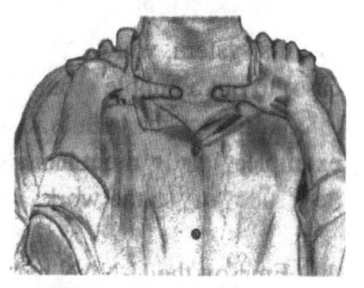

Nivelamento do esterno e da junta da clavícula

Por exemplo, se você realizar a Meditação das 12 Cores para seu cliente e perceber que uma cor ou várias cores causam uma grande mudança no sistema de seu cliente, você pode escolher (especialmente se este tiver sido um caso difícil) entre colocar a bolha ao redor do padrão U-NAN e escolher cores específicas para ficar dentro dessa bolha, ou ao redor dela, a partir de seu próprio *design*. Ou, outro exemplo, caso seu cliente tenha um vírus de alguma espécie e não pareça estar respondendo ao trabalho:

1. Empregue o padrão U-NAN e coloque-o em uma bolha. Normalmente, há três cores que circundam o padrão U-NAN ou interagem com este de alguma forma. A escolha das cores

pode ser pré-planejada ou intuída. Observe seus resultados. Nesse exemplo, algumas cores parecem surgir de forma consistente para trabalhos com vírus, geralmente o Prateado. Coloque Prateado na bolha, juntamente com o padrão U-NAN, estabeleça-o e deixe de lado. Ou, se estiver trabalhando em algum outro problema, depois de enviar/nomear as 12 cores, pode descobrir que Amarelo e Magenta são puxados fortemente para dentro – coloque essas cores dentro da bolha.
2. Envie a energia do U-NAN em forma de bolha. Qualquer outra cor necessária será criada pelo padrão U-NAN. Prateado (ou Magenta ou Amarelo) agora é ativado e realizará o que faz de melhor.

Observação: Por que o Prateado é (a cor dos ossos e do tecido conectivo, etc.) tão bom para trabalhar com infecções por vírus e bactérias? Isso foi descoberto experimentalmente e suportado pelo fato de que o prateado coloidal é, com frequência, utilizado para esse tipo de problema. Também parece que o Prateado tem uma adicional influência vibracional, além das próprias partículas, pelo menos quando utilizado no trabalho com a energia.

Faça experimentos e compare os resultados. Descobri que a maneira mais simples, sempre que for possível, funciona melhor. Caso eu não esteja obtendo nenhuma mudança ou os resultados forem lentos, modifico o modelo que uso, de modo a obter o máximo de sensação energética quanto for possível. Ainda cabe ao cliente fazer a mudança, mas, se eu tiver as ferramentas e a sensibilidade de observar o que está acontecendo, ajustarei meu modelo o máximo que for necessário para atingir resultados possíveis. Brinque com tudo. Não há nada sacrossanto a respeito do que apresento a você. Esses são todos modelos, e descobri que eles funcionam bem pela experiência. Você também pode criar métodos maravilhosamente eficazes, então queira "brincar" enquanto trabalha.

A seção seguinte apresenta exemplos de pessoas que tomaram a iniciativa de brincar e descobriram técnicas que parecem funcionar bem para todo o mundo.

Técnicas úteis

Esta técnica foi criada por Christian Brackett.

A técnica da "Bolha da Bênção" é algo que venho utilizando durante cerca de um ano e meio até agora. É um exercício potente para o desenvolvimento da intuição, o terceiro olho, além da confiança no uso de ambos:
1. Sente-se confortavelmente com seu cliente. Diga-lhe que você estará transferindo energia de cura a distância sobre ele, e que ele deve relaxar e permitir que a experiência tome seu

curso. Não lhe pergunte nada. Não contamine a experiência com dicas, isso não será necessário.
2. Usando as mãos em forma de copa e a técnica de cura a distância, visualize uma bolha ou uma esfera entre suas mãos onde a energia se encontra. Visualize o cliente naquela bolha.
3. Proponha ou peça (internamente) para ver o cliente em sua expressão e experiência únicas de sua mais alta bênção, sua experiência pessoal de conexão e transcendência total. Permita que qualquer imagem seja processada sem julgamentos. Pode vir na forma de uma figura do cliente flutuando em um espaço abençoado ou voando com asas de anjo, cavalgando em um cavalo ou sentado em posição de lótus com um sorriso de iogue. Pode vir na forma de um símbolo, tal como água, flor ou sol. Não questione a fonte da imagem.

A princípio, achei que estava projetando a imagem e enviando ao cliente a energia abençoada, então as pessoas começaram a relatar que sentiam o que eu via (cambalhotas, voo, etc.). Pensei: "Uau! Estou enviando a eles essa experiência!". Depois, comecei a ver coisas inesperadas que, pessoalmente, eu não associaria com a "bênção". Meu primeiro chamado para o despertar foi "ver" alguém suspenso por ganchos nas costas, com sangue escorrendo até a terra, gritando no céu em agonia. Quando perguntei ao cliente sobre qualquer conexão com nativos americanos, ele informou-me que era um xamã reencarnado, e que o ritual que eu vi era seu símbolo de absoluta liberação e conexão com o Deus-energia. Eu não teria escolhido aquela imagem pessoalmente, de modo que comecei a prestar mais atenção ao fato.

Tornou-se claro que esse exercício cria uma janela na expressão pessoal do cliente de mais alta conexão e bênção. Comecei a instruir meus alunos do *workshop* a tentarem fazer isso durante nossas sessões muito amplas de cura a distância. Os resultados são completamente fenomenais. Quase sem exceção, os alunos podem canalizar diretamente algo nessa conexão. Os receptores sentem-se elevados, abençoados, conectados e, em muitos casos, vivenciam curas espontâneas tanto no nível físico como emocional. Quando informam sobre a experiência (em seguida a esta), as visões e os símbolos vistos pelos praticantes são quase 100% precisos e significativos para os clientes. A taxa de sucesso dentre os alunos de primeira viagem é tão grande que essa técnica deve ser analisada mais de perto. Há muitos benefícios em relação a esse exercício: você desenvolve sua intuição e as habilidades do terceiro olho e, intencionalmente, facilita a bênção de forma muito efetiva e bela, enquanto ativa o notável poder de cura em seu cliente.

Ideias para ajudar a livrar-se da fibromialgia e da síndrome da fadiga crônica

Conforme você envia a energia, coloque o foco na primeira e na segunda vértebras cervicais. Utilize essas duas vértebras, uma de cada vez, como pontos focais para a energia. Recebi retorno muito bom e consistente de que isso alivia os sintomas da fibromialgia, e muitas pessoas ficaram livres de problemas após muitos anos com essa doença. Alguns clientes tiveram alívio imediato com uma sessão; outros notaram que isso requer uma série de tratamentos. Essa parece ser uma resposta individualizada em vez de ser uma resposta generalizada em virtude da severidade do problema ou de quanto tempo o problema esteve presente.

Eis aqui o que uma pessoa escreveu a respeito dessa abordagem:

> Sofri com fibromialgia debilitante durante cerca de 15 anos, com momentos de moderação e momentos de incapacidade. Após cada recaída, um sintoma diferente aparecia, criando momentos frustrantes junto aos médicos, à família e comigo. Meu ataque mais recente deixou-me incapaz de fazer qualquer coisa durante dois meses. Não conseguia dirigir, visto que esse ataque era neurológico e ficava com tontura toda vez que saía da cama. A esposa de um amigo sugeriu que eu fosse procurar o Toque Quântico, dei uma olhada nesse *site* e encomendei o livro. Depois de todos os testes, incluindo a ressonância magnética, meu quiroprático sugeriu terapia biocraniana. Ele achou que as placas em minha cabeça estavam apertando os nervos. Recebi o livro e optei por tentar esse método em vez de cirurgia. Meu marido e eu aprendemos os métodos de fluxo da energia contidos no livro, e ele me tratou diversas vezes. A terceira sessão (a maioria passava de uma hora) foi a sessão de "cura". Minha cabeça pendia em seu eixo. Não sei por que pendia tanto para trás. Então, senti as placas na minha cabeça se moverem. Meu corpo todo respondia com sensações de fluxo de energia enquanto o bloqueio era liberado. Isso foi no final de agosto. Agora estou mais forte do que jamais estive e tratando de outras pessoas regularmente. Uma nota: a Associação Médica Americana descobriu que a fibromialgia é causada por pressão no tronco cerebral (meu motivo para cuidados constantes com o quiroprático). A quiroprática ajusta a direita com a esquerda, mas não a frente com a parte de trás.

Há apenas alguns exemplos do que acontece quando as pessoas vivenciam e aprendem sobre o trabalho. "Ficamos em pé nos ombros de gigantes" ao criar e brincar com esse trabalho conforme aprendemos e crescemos. Encorajo vocês a continuarem a brincar e a evoluir com o trabalho.

Outros praticantes estão frequentemente surgindo com novas ideias, e estas são, com frequência, discutidas e experimentadas. Muitas dessas técnicas estão no *website* do Toque Quântico, no fórum. Esse é um bom local para se investigar as mais novas ideias que as pessoas estão utilizando, assim como para fazer perguntas em relação ao trabalho.

Nosso desejo é de que o trabalho continue crescendo, evoluindo e mudando conforme se fizer necessário. Todas as ideias e técnicas foram, originalmente, apenas isso: ideias. Essa é a fonte de onde extraímos as coisas e nosso mais profundo desejo é que, quando você trabalhar, brinque. Todos nós temos permissão de crescer por esse processo. Desfrute disso!

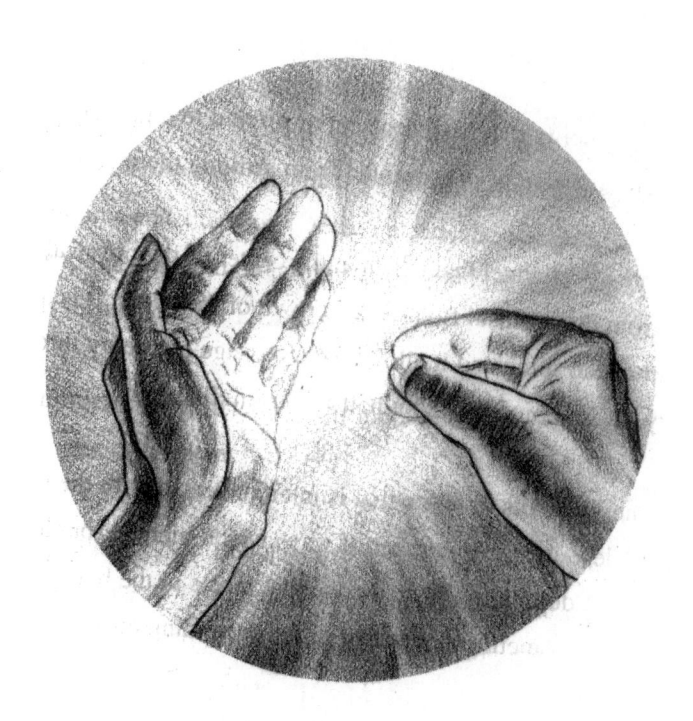

Glossário

Adentrar – O ato de dois ou mais objetos ressoarem a uma taxa ou frequência **similar**.

Bandagem de Luz Elástica – Uma imagem energética ou mental de uma malha ou um padrão entrelaçado feito de Cobre, Prateado e Dourado, o qual circunda uma área na qual se trabalhou energeticamente. Ela oferece apoio e ajuda na concentração da cura no local envolto.

Canal Central – Um canal que existe no centro do corpo físico. Corre da base do períneo até a coroa da cabeça. Fica localizado na parte frontal da espinha dorsal e permite uma passagem de energia através do corpo inteiro. Tem cerca de 1,5 polegada de diâmetro.

Captação de energia – Isso acontece quando o praticante adentra o nível de energia do cliente. Não quer dizer que você começa a ter o que o cliente tem. Isso significa que você pode, durante um curto período de tempo, vivenciar sintomas do cliente. Geralmente, manifesta-se emocionalmente, embora às vezes os sintomas possam também ser físicos. Quando isso ocorrer, faça varredura e respiração a uma taxa mais rápida.

Chacra – Um nexo de energia ou espaço que é interconectado com o corpo. Sua forma pode ser descrita de diversas maneiras, as quais incluem, entre outras: uma bola, um cone com terminação dupla que se encontra no corpo, além de numerosas formas geométricas diferentes que se diferem, dependendo do chacra observado.

Código Energético do Bem-estar – Consulte o verbete Meditação de Integração MBS.

Coloque-o em movimento e esqueça-se dele – O ato de colocar uma intenção em movimento e deixar que a referida intenção ou foco fique por si só depois disso. Por exemplo: mentalmente, coloco um pensamento na área e, em seguida, sem mais considerar o que lá coloquei, continuo a enviar a energia.

Consentimento – Um estado mental ou de ser que parece sem fim ou infinito. Ele permite que um praticante suspenda uma visão de limitação pessoal e seja unido a esse "estado" enquanto transfere a energia.

Dimensão – Um plano de ser que parece descrever certas verdades. O **ato** de viver neste planeta é uma dimensão e há certas regras que as pessoas mantêm como verdades neste planeta. Outros planos de existência não necessariamente mantêm essas verdades.

Elipse da força vital – Cada cor listada na Meditação das 12 Cores se encontra na forma de uma elipse. Ela é uma forma tridimensional muito similar a uma esfera alongada. Cada elipse representa uma vibração de frequência específica que tem efeitos específicos sobre o sistema de uma pessoa. Consulte a seção da Meditação das 12 Cores para obter mais informações.

"Encontro da energia" (adequação da energia) – O ato de dirigir a energia de ambas as mãos até um local específico, de forma que se encontre nesse local.

"Encontro e transformação da energia" – Um resultado que vem do **encontro** da energia em um local específico. Uma vez que esteja adequada (no local de encontro), o ponto de encontro energético parece abrir-se e radiar para fora daquele "local de encontro" e, em seguida, viaja através de todo o corpo do cliente.

Entoação – Fazer um som (seja verbal ou subvocal) e agir como se viesse do ponto em que a energia se encontra.

Envio de energia – Oferecimento de energia a alguém ou a algo com o uso de intenção para direcionar a referida energia, além de fazer a varredura e a respiração de modo a aumentar o fluxo de energia.

Fazer sanduíche – Colocar as mãos ou os dedos em cada um dos lados ou em lados opostos do lugar para onde você envia a energia.

Fibromialgia – Um termo aplicado a sintomas físicos específicos que incluem, entre outros: dor física não específica constante e cansaço geral. Também está associada a níveis químicos anormais no cérebro que transmitem sinais nervosos.

Intensificação – O ato de trazer os chacras externos (de 8 a 12) para dentro do corpo e depois criar um turbilhão com todos os 12 chacras de uma vez. Isso abre o fluxo de energia para uma taxa vibracional mais alta.

Intensificação (Amping up) – Consulte o verbete Intensificação.

Kundalini – Esse termo é geralmente associado à energia vital que os hindus acreditam estar dormente na base da espinha dorsal até que seja chamada para a ação, como, por exemplo, por meio da Ioga, a ser utilizada na busca de iluminação.

Mandala – Um *design* geométrico ou pictórico (prevalente em religiões do leste indiano), geralmente fechado por um círculo, representando o Universo inteiro. É utilizado em meditação e rituais no Budismo e no Hinduísmo.

Glossário

Meditação das 12 Cores – A prática de saturar-se com as 12 cores necessárias para a saúde ideal. Essa meditação é realizada duas vezes ao dia, com um intervalo de 12 horas entre cada sessão. Também chamada de Integração MBS, Código Energético do Bem-estar e Recepção e Consentimento.

Meditação de Integração MBS – Uma meditação específica conectada a um padrão de respiração e a uma sequência específica de cores. Consulte a Meditação das 12 Cores.

Outras dimensões – Dimensões fora da vibração que consideramos como sendo do mundo normal a nosso redor.

Padrão bloqueado – Energia que foi enviada ou oferecida a um local em particular, mas não parece chegar lá ou fica impedida de chegar lá.

Padrão U-NAN – Um padrão ou símbolo de forma triangular composto de quatro bolas e três hastes coloridas. A bola do centro é branca e um pouco maior que as outras, e as três bolas remanescentes são de cor azul, magenta e amarela. As hastes são cobre, prateado e dourado. A bola branca no centro do arranjo dessas bolas está conectada em um padrão triangular. Em cada ponta do triângulo, encontra-se uma das bolas coloridas. As hastes que conectam as bolas são hastes de cores metálicas.

Patamar – O estado em que o fluxo de energia não se altera. Diz-se que a energia atingiu um patamar após um período de tempo em que os níveis de energia que estavam anteriormente sendo elevados param após um período de tempo. Este é, considerado com frequência, um estado transitório.

Percepção de energia – O ato de sentir através de um dos cinco sentidos físicos, bem como de conhecer o sentido no nível intuitivo. Isso é vivenciado como a observação de coisas fora da norma e a interpretação dessas informações a partir de um nível de entendimento completamente diferente.

Períneo – Área anatômica no corpo descrita como a área entre o ânus e os genitais.

Tao Te Ching – Este é um livro que faz 81 comentários diferentes a respeito da vida. Curto, conciso e, às vezes, enigmático, é uma visão chinesa do mundo através dos olhos de um professor reverenciado chamado Lao Tsé. Uma tradução para as palavras *Tao Te Ching* é "O livro do caminho ou da estrada".

Triangulação – Orientação de algo com a ideia de que cada mão ou dedo é um ponto de um triângulo e a área à qual você envia a energia é outro ponto do triângulo. Esses três pontos descrevem um triângulo, se forem desenhados em um pedaço de papel. É uma boa maneira de se trabalhar em lugares em que uma pessoa pode apresentar objeções em relação ao toque físico (em razão de limites ou de questões pessoais) ou a área pode ser muito sensível ao toque físico, tal como uma ferida de alguma espécie.

Varredura-respiração – Uma consciência sinestésica de uma sensação física de ser acariciado por dentro ou por fora do corpo, viajando através deste: dos pés até a cabeça, na inalação; e da cabeça aos pés, através dos braços até as mãos, na exalação.

Verdadeiro Eu – A parte de uma pessoa definida como uma alma sem conflitos onipresente, sem restrições para se acessar essa alma. Nosso "verdadeiro eu" é o que somos quando acessamos a nós mesmos na forma de um ser mais completo. Também é o que podemos mostrar aos outros ou vivenciar para nós mesmos como um estado de bênção em que não sentimos conflito de nível algum. Isso nos permite ter uma conexão maior do que "somos". A capacidade de acessar essa parte de nós mesmos depende que não fiquemos em nosso próprio caminho (questionando, duvidando ou bloqueando a nós mesmos de vivenciar a completude ou o todo). Resistir a essa parte de nós pode ser um ato de separação consciente ou inconsciente. Quando nos permitimos acessar esse "verdadeiro eu", a vida (ou nossa experiência desta) torna-se um fluxo, em vez de ser uma resistência.

Vibrações – Para nossos propósitos, são definidas como alguma espécie de mudança na sensação em suas mãos quando estiver trabalhando com um cliente. A qualquer momento que essas sensações mudarem, você pode descrever tal mudança como uma alteração vibracional ou energética. Pelo fato de podermos interpretar essas informações, e porque elas são compostas de frequências, chamamos estas de vibração.

Índice Remissivo

A

A bandagem de luz elástica 82; 83; 84; 88; 89; 93; 94; 98; 103; 118; 121; 128; 130; 150; 177
A energia é adequada 9; 29; 46; 66; 80; 89; 95; 97; 98; 102; 137; 148
a técnica da longevidade 11; 126; 128

C

Canal central 31; 32; 33; 34; 35; 41
Chacra 33; 34; 35; 36; 37; 46
Converse com seus amigos 159
Criação da realidade 11; 114; 115; 116; 119
Crie suas próprias técnicas 187
Cura a distância 89; 90; 177; 188; 189

D

Deficiências de cores e seus efeitos 62
Diferentes maneiras de abordar uma sessão emociona 96

E

E se...? 107
Encontro de energia 28
Entoação 79; 80

I

Intensificação 26; 31; 33; 37; 39; 40

M

Meditação das 12 cores 52; 57; 58; 60; 61; 64; 69; 75; 92; 146; 151; 171; 173; 178
Meditação de Integração MBS 52; 193; 195

N

Nivele o occipício 186

O

Os princípios básicos do Toque Quântico 11; 149

P

Papel do cliente 135
Passo a passo 9; 40; 57; 65; 77; 83; 93; 123; 125; 126; 185
Perda ou ganho de peso 90

R

Ressonância 54; 55; 58; 61; 77; 78; 127; 147; 149

T

Tao Te Ching 67; 195
Tensões e possibilidades 135
Todo amor 125
Transferência de energia 149
Transformação de feridas emocionais 95; 98; 104

U

U-NAN 74; 75
Uma abertura para toda a abundância 69

V

Verdadeiro Eu 11; 146; 147

O Projeto da Força Vital, Inc.

The Life Force Project é uma ONG 501(c) 3 e nasceu da visão de Richard Gordon da pesquisa da energia da força vital, assim como da participação em uma diversidade de projetos de doação aos necessitados.

A missão do *The Life Force Project* é a de contribuir para uma mudança no paradigma universal no entendimento da cura e das ciências mais importantes. Isso será realizado por meio de pesquisas, documentando as aplicações efetivas da energia da força vital, assim como doação aos necessitados na forma de assistência financeira e oportunidades educacionais em cura energética.

Em termos de pesquisa, *The Life Force Project* é dedicado a causar um impacto de amplo alcance nas áreas de física, química, biologia, medicina, psicologia e botânica.

Há um interesse em particular em como a energia da força vital pode facilitar a cura de uma vasta gama de doenças, as quais não são, geralmente, bem pesquisadas. É a intenção de *The Life Force Project* envolver grandes universidades em estudos de pesquisa, com o intento de trazer a energia da força vital para os currículos da corrente predominante.

Projetos para doações aos necessitados incluirão levar o Toque Quântico a prisões, orfanatos e outras áreas de necessidade. Há também um livro e um vídeo-*workshop* sobre a doação de fundos, um fundo de bolsas de estudo do Toque Quântico e um projeto de tradução em que *Toque Quântico: O Poder de Curar* deve ser traduzido e condensado em um formato de panfleto que seja fácil de ler e não seja caro de ser duplicado para distribuição em países pobres do terceiro mundo. As possíveis aplicações benéficas de *The Life Force Project* são vastas.

Para aprender mais a respeito dos projetos de pesquisas e doações atuais, ou para fazer uma doação, visite nosso *website*:
http://www.thelifeforceproject.org

Outros Produtos do Toque Quântico

Pacote do Vídeo-*Workshop* Interativo do Toque Quântico
Assista a um *workshop* básico do Toque Quântico ou seja o facilitador deste em sua própria casa.

Conjunto de DVDs do Aumento da Potência do Toque Quântico
Este é o *workshop* completo do final de semana do Aumento da Potência para amplificar bastante a potência das sessões de Toque Quântico, de modo a obter maior realização em um período de tempo menor e com resultados mais duradouros.

Conjunto de DVDs de Transformação Essencial do Toque Quântico
Este é o *workshop* completo de dois dias e meio. Descubra uma dimensão completamente nova de habilidades, capacidades e até mesmo possibilidades para a transformação de problemas físicos e emocionais.

DVD: Como ver e perceber a energia
Descubra maneiras de abrir suas capacidades perceptivas. Alain Herriott desenvolveu esse curso com base em quase 40 anos de prática e experiência.

CD da conferência introdutória do Toque Quântico
Ouça Richard Gordon, fundador do Toque Quântico, dar uma palestra introdutória sobre o Toque Quântico.

Para obter mais informações a respeito desses e de outros produtos do Toque Quântico, assim como eventos, *newsletters*, quadro de mensagens, artigos, instrutores e muito mais, visite nosso *website* ou telefone para nosso escritório:

Quantum-Touch [Toque Quântico]
P.O. Box 512
San Luis Obispo, CA 93406

1-888-424-0041 (EUA e Canadá)
(001) 805 781 9227 (Internacional)

mail@quantumtouch.com
www.quantumtouch.com

Nota do Editor

A Madras Editora não participa, endossa ou tem qualquer autoridade ou responsabilidade no que diz respeito a transações particulares de negócio entre o autor e o público.

Quaisquer referências de internet contidas neste trabalho são as atuais, no momento de sua publicação, mas o editor não pode garantir que a localização específica será mantida.

Ilustrações I

Quadro de Matização de Cores
©2001 – Toque Quântico

Interno

| Branco | Violeta | Índigo |
| Cobre | Prateado | Dourado |

Externo

| Amarelo | Verde | Azul-água |
| Azul | Magenta | Madrepérola |

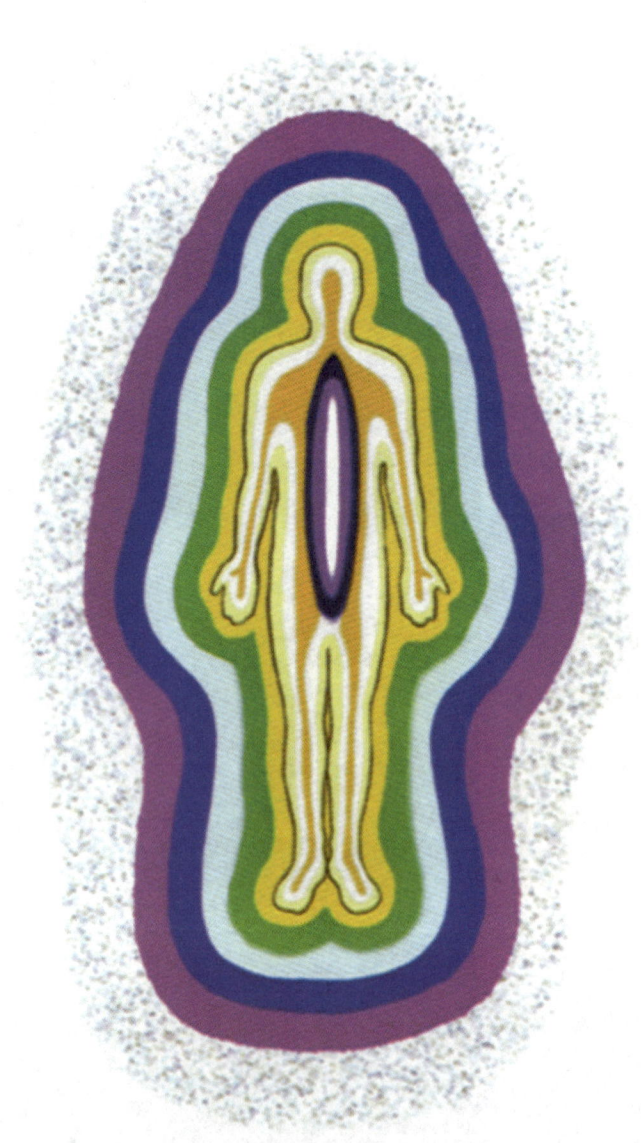

Código energético de bem-estar

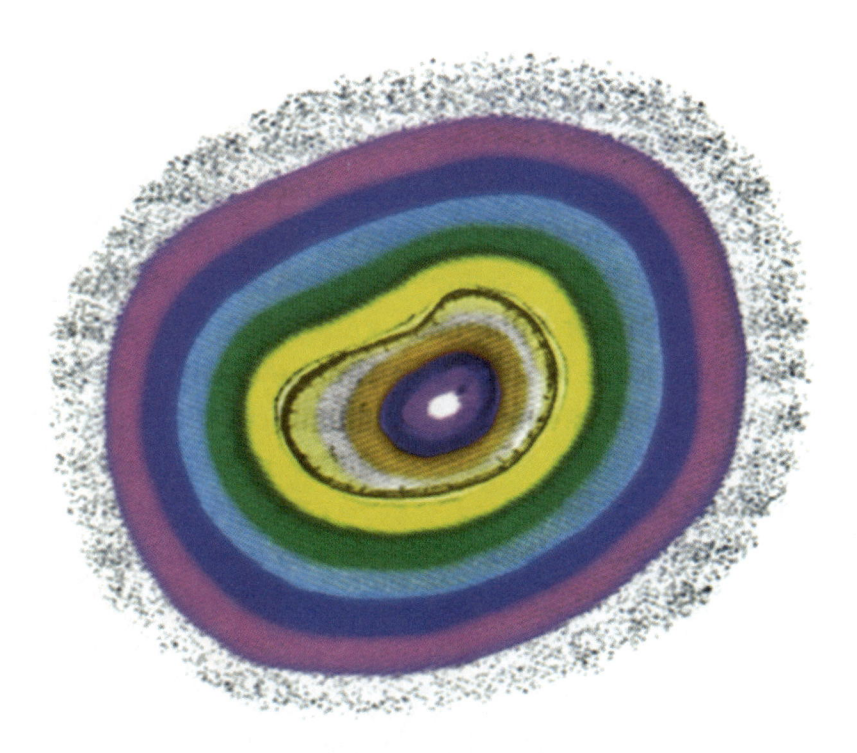

Ilustrações III

Código energético de uma célula

IV   *Aumento da Potência do Toque Quântico*

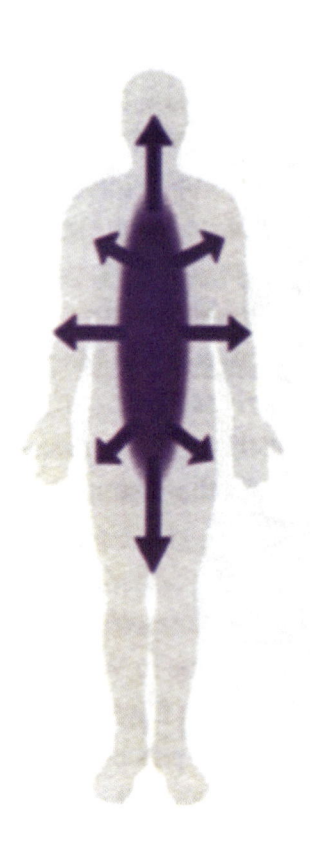

*Direção da saturação
das cores internas*

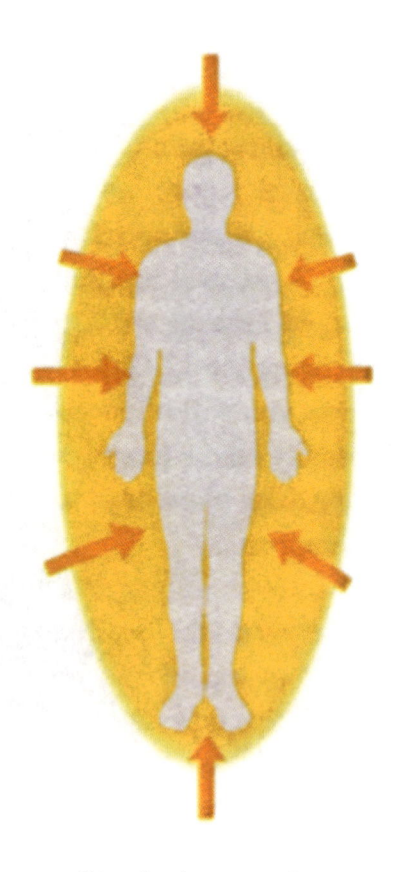

*Direção da saturação
das cores externas*

Ilustrações V

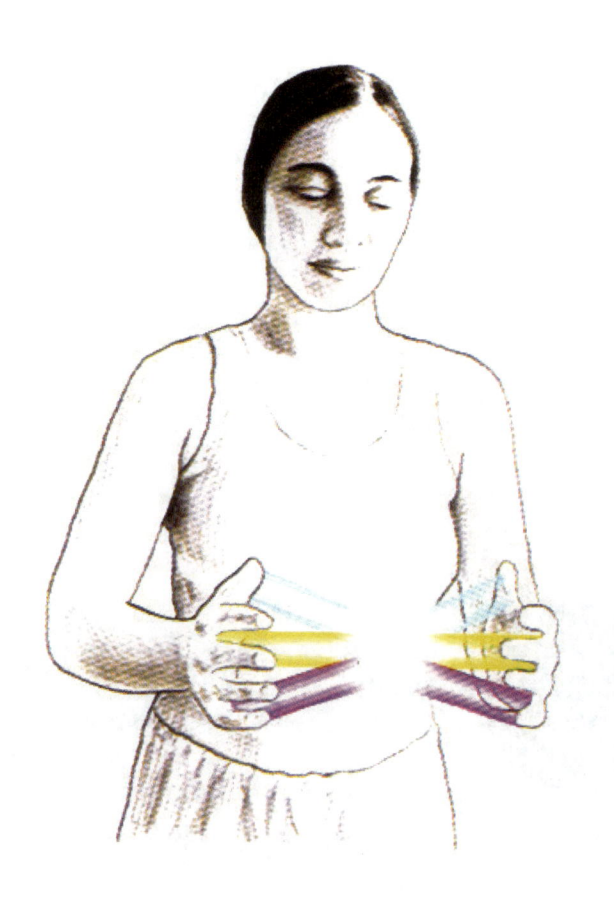

VI *Aumento da Potência do Toque Quântico*

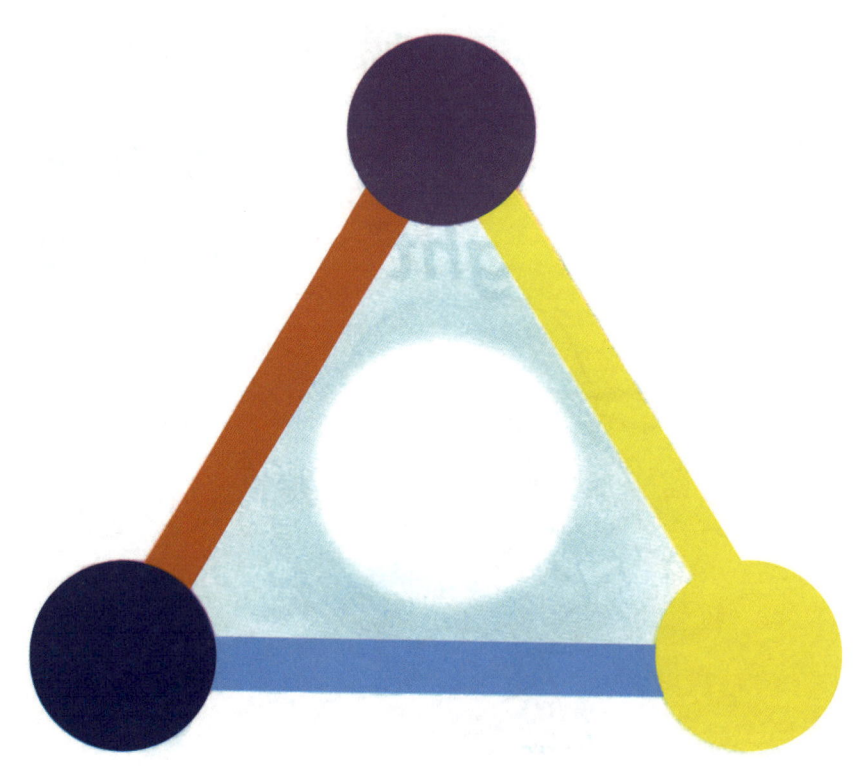

O Padrão U-NAN

Ilustrações VII

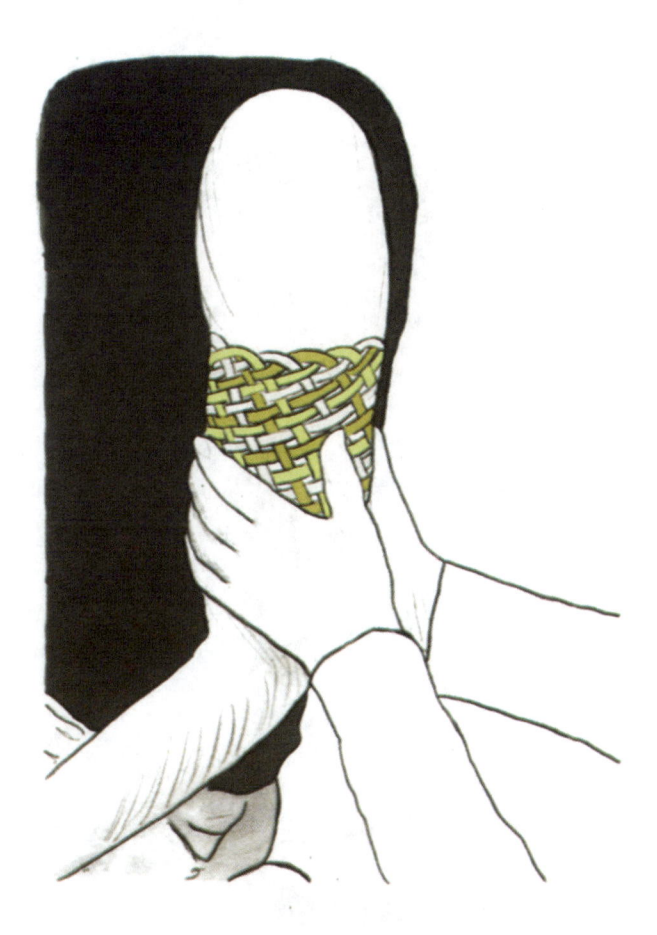

A bandagem de luz elástica

VIII	*Aumento da Potência do Toque Quântico*

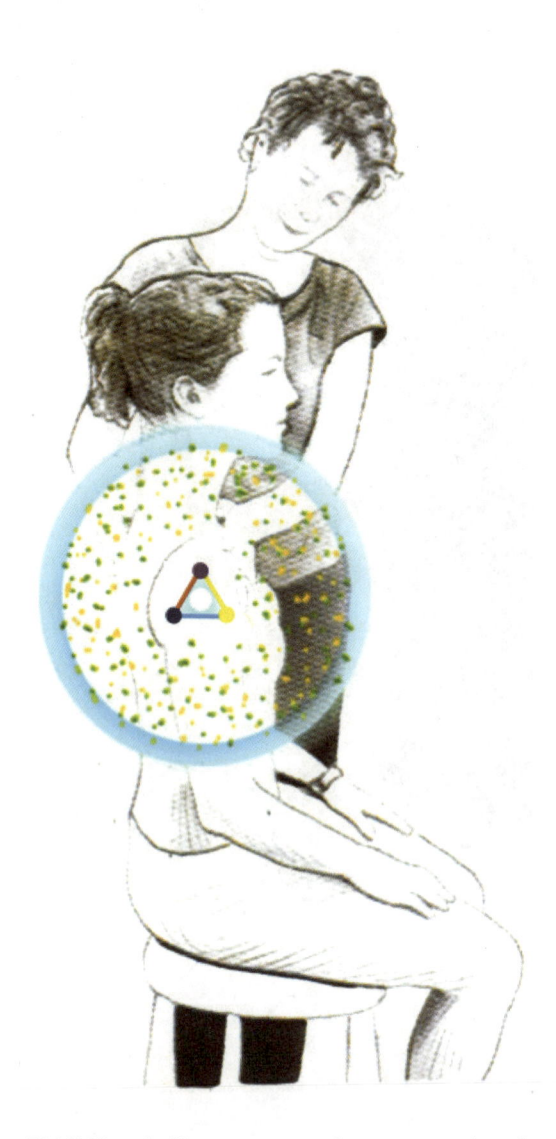

U-NAN na bolha com cores de cura emocional